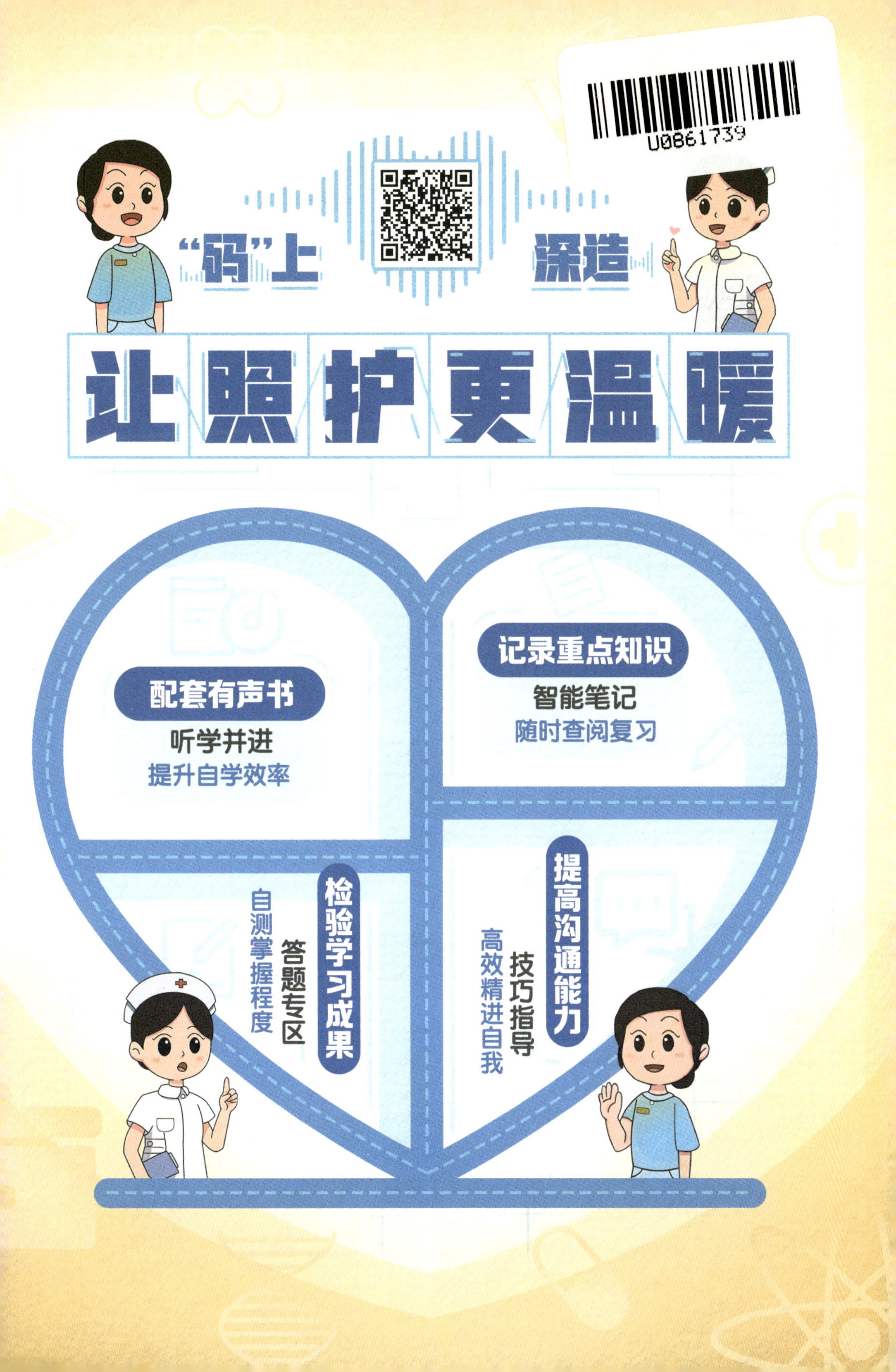

“码”上深造
让照护更温暖
配套有声书
听学并进
提升自学效率
记录重点知识
智能笔记
随时查阅复习
检验学习成果
答题专区
自测掌握程度
提高沟通能力
技巧指导
高效精进自我

扫码获取更多资源

医疗护理员人文关怀

广西壮族自治区江滨医院　编

张琰　周雅英　叶真凤　主编

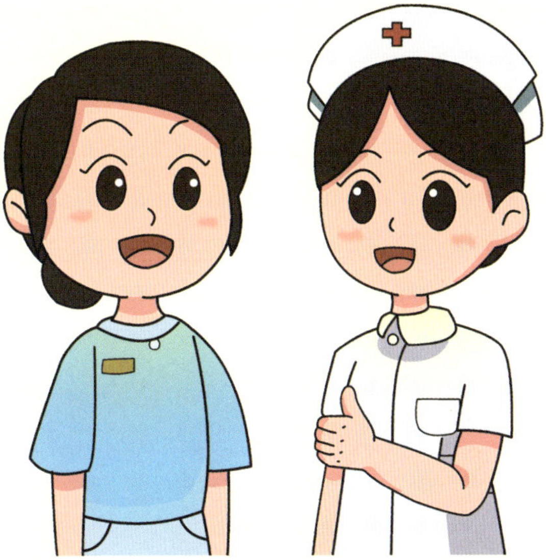

广西科学技术出版社

· 南宁 ·

图书在版编目（CIP）数据

医疗护理员人文关怀 / 广西壮族自治区江滨医院编；张琰，周雅英，叶真凤主编. -- 南宁：广西科学技术出版社，2024. 11. --（金牌医疗护理员系列丛书）.
ISBN 978-7-5551-2334-7

Ⅰ. R47；R-052

中国国家版本馆 CIP 数据核字第 2024MP5250 号

医疗护理员人文关怀

广西壮族自治区江滨医院　编
张琰　周雅英　叶真凤　主编

策　　划：何杏华
责任编辑：陈剑平　　　　责任校对：冯　靖
装帧设计：梁　良　　　　责任印制：陆　弟

出 版 人：岑　刚
出　　版：广西科学技术出版社
社　　址：广西南宁市东葛路 66 号　　　　邮政编码：530023
网　　址：http://www.gxkjs.com

印　　刷：广西民族印刷包装集团有限公司

开　　本：787 mm × 1092 mm　1/16
字　　数：144 千字　　　　印　　张：8.5
版　　次：2024 年 11 月第 1 版
印　　次：2024 年 11 月第 1 次印刷
书　　号：ISBN 978-7-5551-2334-7
定　　价：58.00 元

本书编写组

主　　编：张　琰　周雅英　叶真凤

副 主 编：符茜茜　翟婉春　陈周林　周明君　林建和

编写人员：谢思莹　梁树柳　陆梅春　李俊利　钟　洋　钟金梅
李莉萍　韦志慧　秦运顺　莫文娟　杨昌婷　覃贤文
李海霞　谭凤衔　高丽丽　黄小兰　黄　鹃　尧春莉
白玉秀　黄舒婷　阮凤丽　陈　丽

总 序

悠悠万事，民生为大。

在日新月异的时代浪潮中，民生福祉始终是国家发展的根本所在，让人民生活幸福才是真正的“国之大者”。作为支撑国家繁荣与人民幸福的关键支柱，卫生健康事业既是保障人民健康的重要保证，也是民族昌盛和国家强盛的重要标志。随着人口老龄化进程的不断加速，专业的医疗护理服务日益凸显出其不可或缺的重要作用，已经成为平常百姓家庭的刚性需求，无论是在政府层面还是在社会层面，都对医疗护理员这一新兴职业的专业素养和服务能力，提出了前所未有的高标准、严要求。

医疗护理员作为医疗辅助服务体系的主要成员之一，承担着为患者提供全方位护理服务的重任，他们以专业的技能和无私的奉献，“替天下儿女尽孝心，变久病床前有义子”。因此，医疗护理员必须具备专业的医学素养及照护技能。目前，尽管医疗护理市场需求旺盛，但是医疗护理员的专业人才供给却相对不足，特别是受过规范化培训的专业医疗护理员更是短缺。国家卫生健康委员会联合人力资源和社会保障部多次发文强调，大力推进行业标准化和规范化建设，高度重视医疗护理员培训，加强规范化管理。这不仅有利于加快发展护理服务业，增加医疗护理服务供给，更有利于精准对接人民群众多样化、多层次的健康需求，对稳增长、促改革、调结构、惠民生和扩大社会就业具有积极意义。

广西是全国进入人口老龄化社会较早的省区之一，预计2025年广西将进入中度人口老龄化社会。为秉持以人民健康为中心的发展理念，着力解决群众急难愁盼的护理问题，持续提升患者就医体验，2024年2月，自治区人力资源和社会保障厅、自治区卫生健康委员会、自治区财政厅、自治区市场监督管理局、自治区中医药管理局联合印发《加强医疗护理员培训和规范管理试点方案》，提出推进医疗护理员统一登记、统一培训、统一评价、统一着装、统一标识、统一管理，促进医疗护理员职业化、专业化、标准化、规范化。在此背景下，“金牌医疗护理员系列丛书”的问世，既回应了时代需求，也是一次“逢山开路、遇水搭桥”的探索与创新，是对医疗护理员队伍建设的有力推动。

广西壮族自治区江滨医院（广西壮族自治区第三人民医院）是广西唯一的三级甲等老年病医院，七十余年来深耕老年医学、康复医学领域，是广西最早开展医疗护理员培训工作的医院之一，已经形成了可复制、可推广的江滨医疗护理员品牌服务新模式。“金牌医疗护理员系列丛书”由该医院组织编写，汇聚了众多资深医疗及护理专家学者的智慧与心血。该丛书分为四册，分别为《医疗护理员职业认知》《医疗护理员基础知识》《医疗护理员照护技能》《医疗护理员人文关怀》，全面系统地介绍医疗护理员需要掌握的知识与技能，为医疗护理员的实践与成长提供生动而宝贵的资源。

如今，随着医疗护理职业的规范化，越来越多获得专项职业能力证书的医疗护理员持证上岗，保障了服务的标准化、规范化。展望未来，医疗护理员行业将迎来更加广阔的发展空间和光明的发展前景。该丛书的出版，将极大地促进医疗护理员队伍的专业化、规范化建设，为提升医疗护理服务水平、推动医疗卫生事业发展注入新的活力。希望医疗护理员通过对该丛书的研读，不断提升专业素养，为患者提供更优质、高效的照护服务。

在此，向广西壮族自治区江滨医院及所有参与该丛书编写的专家学者表示衷心的感谢和崇高的敬意！祝愿“金牌医疗护理员系列丛书”能够成为医疗护理员成长道路上的良师益友，引领医疗护理行业科学化发展。同时，进一步明确专业医疗护理员的职责、权利和义务，确保这一职业群体引得来、留得住是各方共识与目标，希望社会各界给予更多的关注与支持，共同推动医疗护理事业的繁荣发展，为实现健康中国作出积极的贡献。

2024 年 10 月

前言

在医疗保健领域，人文关怀一直是一个核心概念，它强调对患者的全面关注，不仅关注他们的生理健康，还关注心理需求、情感需求和社会需求。随着医疗技术的进步，我们越来越意识到，技术并不能解决所有问题，而人文关怀在提升患者满意度、促进康复和提高生活质量方面发挥着至关重要的作用。

随着社会老龄化的发展，作为医疗行业中不可或缺的一员，医疗护理员所承担的不只是一份工作，更是一种深刻的人文使命。每天，医疗护理员不仅要应对患者的疾病，还要面对他们的情感波动——痛苦、恐惧和希望。在这一过程中，人文关怀成为医疗护理员与患者之间的重要纽带。

"金牌医疗护理员系列丛书"之《医疗护理员人文关怀》是我们对这份使命的思考与总结。这不是一本深奥的学术著作，而是一份简单而真诚的分享，希望能为医疗护理员在繁忙工作中带来片刻的宁静与启发。

在本书中，第一章追溯人文关怀的历史，探讨它在医疗实践中的演变，从希波克拉底誓言到现代生物—心理—社会医学模型，人文关怀始终是医疗行业的核心。第二章探讨医疗护理员如何在日常工作中用简单的方法轻松应对不良情绪，包括压力管理、睡眠管理和情绪智力的培养，化解患者以及自己的不良情绪。第三章介绍沟通的方法，如与患者、家属建立有效的沟通，认真倾听和正确表达并化解冲突，通过言语和非言语的方式与患者建立信任，用同理心减轻患者的痛苦，在团队中建立支持和合作的关系等。第四章则深入探讨对患者的人文关怀，包括对新入院、失禁、疼痛、孤独、丧偶、失眠、失语、围手术期、临终患者的人文关怀等。

本书将临床中医疗护理员常遇到的各种问题结合案例进行解说，通俗易懂、内容丰富、系统全面、实用性强，有较强的指导性。此外，本书还特别关注医疗护理员的职业发展与心理健康，探讨如何在高强度的工作压力下保持积极心态，通过分享一些案例，展示医疗护理员以小行动带来大变化，在平凡的岗位上作出不平凡的贡献，最后通过思考题的形式巩固及扩宽学习内容，促进读者的深入理解和应用。

本书不仅适用于医疗护理员，也适合所有关心医疗护理事业发展的读者阅读。我们希望通过这本书，能够激发更多医疗护理员对人文关怀的重视和实践，促进自身的成长与发展，并保持职业热情，实现个人价值与社会责任的双重提升，共同推动医疗护理行业向更加人性化、专业化的方向迈进。我们期待本书既能成为医疗护理员日常工作中的良师益友，帮助他们提升医疗照护服务技能，也能传递温暖和关怀，为患者提供更加全面、系统、整体的照护服务。同时，我们也期待社会各界能够共同关注和支持医疗护理中的人文关怀工作，为患者营造一个更加温馨、和谐的医疗环境。

感谢所有为本书编写提供支持和帮助的专家学者，他们的辛勤付出和无私奉献，使得这本书能够顺利出版。囿于编者水平，书中难免有疏漏之处，敬请同行专家及广大读者批评指正。

我们相信，真正的关怀是一种力量，它能突破疾病的阴霾，点亮生命的希望之光。愿每一位医疗护理员都能以人文关怀为羽翼，为患者带去更多的温暖、安慰和疗愈。愿我们在充满爱与责任的道路上，携手共进，书写医疗护理员人文关怀照护的新篇章。

编　者

2024 年 10 月

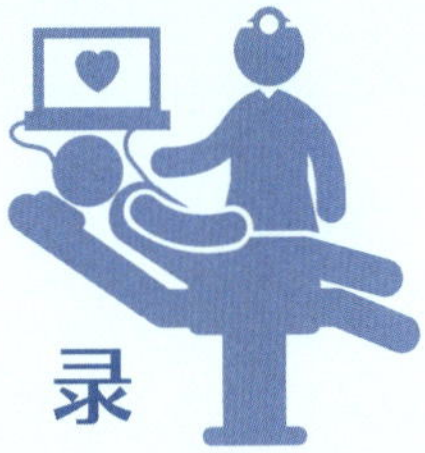

目 录

扫码获取更多资源

第一章
认识人文关怀

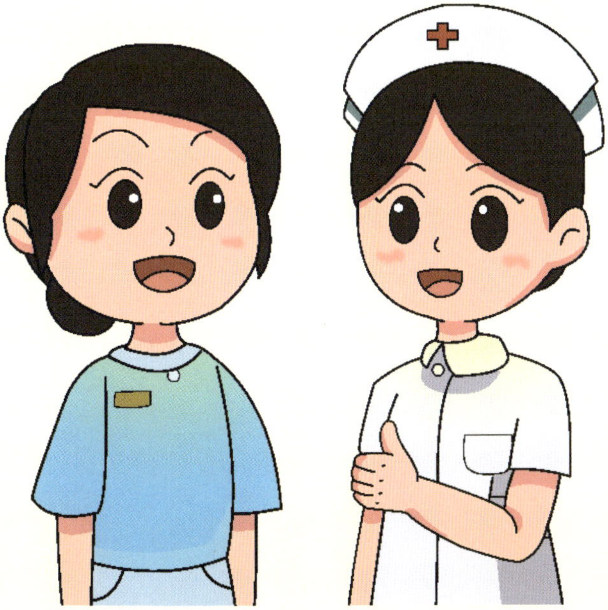

扫码获取更多资源

第一节　人文关怀的起源与发展历程

学习目标

（1）了解人文关怀的起源。

（2）熟悉人文关怀的发展历程。

（3）掌握人文关怀在医疗卫生领域的应用范围。

在广袤无垠的宇宙中，人类如同一颗璀璨的明星，闪耀着智慧的光芒。我们不仅在科技的海洋中乘风破浪，创造出令人惊叹的文明奇迹，还在漫长的历史长河中孕育出深沉而独特的人文关怀。这种关怀，不仅体现了人们对生命的敬畏与尊重，更彰显了人们对情感的珍视与守护，对社会责任的担当与履行，以及对和谐世界的无限追求。它源自对生命的崇敬，使人们明白每一个生命都是独一无二的奇迹，都值得去尊重、去呵护。正如诺贝尔所说："生命是自然赋予人类去雕琢的宝石。"在人文关怀的照耀下，人们学会了珍惜、尊重每一个生命。

人文关怀的起源可以追溯到古代哲学家的思想和道德观念。在西方文艺复兴时期，人们对于个体的关怀开始成为一种文化现象，人文学科的发展也加速了这一趋势。随着现代社会的发展，人文关怀逐渐融入医学、心理学、社会学等领域。今天，人文关怀已经成为一种重要的价值观，通过文学、艺术和媒体等形式传播和普及，不仅影响着个体的生活方式和价值观念，还有利于社会的和谐发展。

一、人文关怀的起源

在西方文明中，人文关怀的理念可以追溯到古希腊罗马时期，但在文艺复兴时期得到了更为显著的发展，其思想体系——人文主义犹如破晓之光，照亮了人性的深渊。而在华夏五千年的悠悠历史长卷里，人文关怀的脉络同样清晰可见。儒家的"仁爱"如细水长流，道家的"泛爱"广袤无垠，墨家的"兼爱"

更是跨越时空，引起深远的共鸣。

以儒家思想为镜，我们可以窥见其对人性独特性的深切关怀，对同情心的高度颂扬，以及以人为本的核心理念。这不仅是人文主义的精髓所在，也是对价值、尊严的不懈追求，以及对个体自由与发展的深切呼唤。在护理领域，这种“人自身的生命价值为先”的思想，与人文关怀的价值理念不谋而合，共同倡导着以人为本的人性化服务。

护理人文关怀，是融合中西文化的瑰宝，蕴含着深厚的历史底蕴与浓郁的人文情怀。中西方人文理念的相互渗透与融合，如同两股清泉交汇，共同滋养了现代护理人文关怀的沃土，为其提供了坚实的理论基础与不竭的精神动力。

二、人文关怀的发展历程

古希腊时期，哲学家开始对人的存在及其价值进行深入探讨。他们认识到了人的内在世界的重要性，并关注智慧、道德和审美等方面的人文关怀。这种人文关怀在文艺复兴时期得到了发展，人文主义思想强调尊重每个人的价值和尊严。随后，启蒙运动继承了这种人文主义思想，进一步强调人的独立和尊严，并将人文主义原则贯彻到政治领域，宣扬理性、科学、自由、平等、博爱等思想。19 世纪，马克思批判性地继承了西方近代人文主义思想的合理内容，并将人的自由全面发展作为人类解放的目标；南丁格尔则在医疗领域提出以照顾为中心的模式，强调照顾的价值。20 世纪，人文主义心理学家马斯洛提出需求层次理论，其中自我实现是最高层次的需求；罗杰斯则提出以患者为中心的治疗模式。

在中国，儒家思想提倡以人为本，推崇仁学思想，其中包括民贵君轻的民本思想。我国的人文关怀经历了不同的发展阶段，从管仲、孔子、孟子、黄宗羲等古代文化名人，到孙中山等近代革命先驱，人文关怀体系逐渐形成，并随着社会变革而呈多元化和开放性，体现了对个体尊严、社会公平和人类福祉的深刻关注。

总的来说，西方和中国的人文关怀理论发展经历了从萌芽到觉醒，再到成熟和多元化的过程。人文关怀的内涵和外延不断扩大和深化，从关注个体的精神文化需求到关注整个人类社会的福祉和全球性问题。人文关怀在现代社会发展中至关重要，我们应该跟上这个时代潮流，并关注心理健康、环境问题和社会公正等方面的人文关怀。

三、中国传统文化中的人文精神

中国历史源远流长，中华文化博大精深，一直以来都注重人文精神和人的道德性。中国传统文化主要由儒、释、道三大体系构成，这三大体系均源于古圣先贤对人生及现实世界的深刻关怀与深入思考，其本身就可视为一种独特的人生哲学。

在中国哲学中，人文主义占据了核心地位，主要揭示了人性的本质，并对人文精神的发展起到推动作用。特别是荀子关于人的道德性的论述，他认为人“有气、有生、有知，亦且有义”，即具备生命力、生命活力、认知能力和道德追求这四大属性，因而显得尤为独特和珍贵，在天地间占据着最为重要的地位。这标志着中国古代先哲对人性的思考以及对人类自身的反思开始觉醒，人们开始探索人文精神。

儒家思想的集大成者孔子提倡“仁者爱人”，强调以人为本的观念，主张用“己所不欲，勿施于人”的原则来处理人际关系，反映了古代人文思想和人文情怀的智慧。此外，中国传统文化还特别强调人格修养，追求至善至美的人生境界。正如《礼记》所言：“诚者，物之始终，不诚无物。”也就是说，真诚是万物存在与发展的根本，贯穿事物的始终；若缺乏真诚，则万物将失去其本质与意义，无法真正存在。同时，儒家文化中倡导的自立自强、刚健进取的人生态度，对于新时代提倡建立积极进取的人文精神具有十分重要的作用。

佛家和道家所倡导的慈悲与无为思想，则集中体现了中国传统文化中的关怀精神与柔性品格。佛教的“众生平等”观念和道家的“柔弱胜刚强”（柔弱的力量胜过刚强的力量，它教导人们不要过分逞强，而是要学会以柔克刚、以弱胜强，以顺应自然的态度去面对困难和挑战）智慧，都反映了对人心、人性的关怀，有助于锤炼人们理性平和的心态。

四、人文关怀在现代社会的应用

在现代社会，人文关怀作为一种价值观念和行为准则，渗透在社会生活的方方面面。在科技飞速发展的今天，我们不仅要关注物质文明的进步，还要重视精神文明的建设。人文关怀在现代社会的应用，体现了国家和社会的文明程度，是构建和谐社会的重要基石。

（一）教育领域：发挥人文关怀的基石作用

教育是培养人才、传承文化、促进社会进步的重要途径。在学校教育中，我们要关注学生的全面发展，不仅要注重知识的传授，还要关注学生的心理健康、价值观塑造和个性发展。通过开展心理健康教育、素质教育和社会实践活动等，培养学生的综合素质，使他们在心理、品德、学术等方面都能得到均衡发展，为社会贡献自己的力量。

（二）医疗卫生领域：点燃人文关怀的温暖之光

“医乃仁术，医者仁心。”在医疗服务中，医护人员要关爱患者，关注他们的身心健康，用心倾听他们的需求，以人文关怀和专业技术为他们提供优质的医疗服务。同时，政府要关注弱势群体的健康问题，加大对基层医疗卫生事业的投入，让医疗的温暖之光照亮每一个角落，使人民群众享受到更加公平、便捷、高质量的医疗服务。

（三）社会治理领域：构筑人文关怀的坚实基础

社会治理不仅是政府的职责，还需要社会各界的共同参与。通过开展社区服务、志愿者服务、互助友爱等活动，关注弱势群体，帮助他们解决生活困难，让他们感受到社会的温暖和关爱。注重社会公平正义，加强对社会矛盾的排查和化解，维护社会稳定和谐。

总之，人文关怀在现代社会的广泛实践，既是文明进步的体现，也是推动社会和谐发展的关键力量。我们应在各个领域加强人文关怀的实践和应用，关注人的全面发展，促进社会进步，为实现中华民族伟大复兴的中国梦共同努力。

小贴士

学习和理解人文关怀，可以从阅读经典文学作品、哲学著作以及心理学和社会学的相关书籍开始。关注社会上的人文关怀活动和组织，参与志愿者服务是一个很好的途径。交流和分享人文关怀的理念与经验，也可以加深对人文关怀的认识和理解。

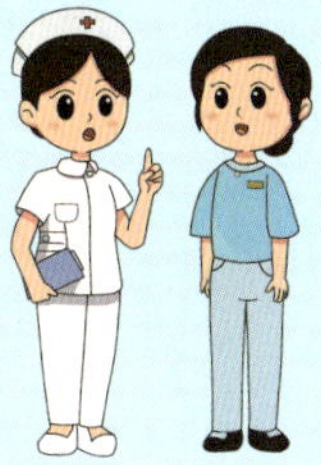

思考题

滨滨阿姨新加入医疗护理员培训公司，对培训中“人文关怀”这一节特别感兴趣，你能告诉她人文关怀的起源和发展历程吗？

（李俊利、莫文娟）

第二节　人文关怀的内涵与当代意义

学习目标

（1）了解人文关怀的内涵。

（2）熟悉人文关怀的当代意义。

（3）掌握人文关怀的发展趋势与前景。

德国哲学家康德曾经说过："人是目的本身。"这句话把人作为一切活动的出发点和归宿。人文关怀强调以人为本的文明生成过程中对人的精神、文化、心理、道德、审美等方面的重视，关注人的尊严、价值和权利，强调人的自由全面发展。具体而言，就是关注人的生存与发展状况，重视人的价值与利益，尊重人的理性思考，关怀人的精神生活，追求人的自由与解放等。简而言之，人文关怀就是尊重人、关心人和爱护人。

一、人文关怀的内涵

（一）尊重人的尊严与价值

1. 尊重个体的独特性。

（1）人文关怀的核心在于肯定人的尊严与价值，认为人是社会的主体，是推动社会发展和实现自身发展的核心力量。它强调人的价值不仅体现在社会贡献上，更体现在个体的成长和发展上。个体的独特性不仅体现在生理特征方面，还体现在思想、情感、价值观等多方面的差异。

（2）在现代社会，尊重个体的独特性意味着要摒弃传统的刻板印象和偏见，以开放、包容的心态去接纳和理解每一个人。我们不应将人们简单地归类为某个群体或标签，而应尊重他们的个性和差异，欣赏他们的独特之处。在教育领域，尊重个体的独特性要求教育者关注每个学生的兴趣和特长，因材施教，激发他们的潜能和创造力。在医疗领域，医生需要尊重每位患者的身体和心理差异，制订个性化的治疗方案，提供精准的医疗服务。在职场，企业应尊重员工的个性和能力差异，为他们提供适合的职业发展路径和工作环境，让员工能够充分发挥自己的优势。

2. 强调人的主体地位。

（1）在人文关怀的核心理念中，人的主体地位至关重要。每个人都应被视为独特且重要的存在，其尊严和价值应得到充分尊重。正如马丁·路德·金所言："每个人都应该被当作人来对待，而不是当作东西来使用。"这一观点在人文关怀实践中得到了深刻的体现。

（2）在社会政策与制度层面，人的主体地位则体现在对公民权利的保障和尊重。例如，一些国家通过立法保障公民的言论自由、宗教信仰自由等基本权利，让公民在社会生活中拥有更多的自主权和选择权。这种政策导向不仅增强了公民的社会责任感，也促进了社会的和谐稳定。

（3）人文关怀的社会价值还体现在对弱势群体的关爱和扶持。例如，一些社会组织和志愿者团队通过为贫困儿童提供教育援助、为老年人提供生活照料等方式，让弱势群体感受到社会的温暖和关怀。这种人文关怀的实践不仅改善了弱势群体的生活状况，也提升了整个社会的文明程度。

（二）关注人的全面发展

身心健康是人文关怀内涵中不可忽视的核心要素。随着现代社会节奏的加快，人们面临着前所未有的压力和挑战，身心健康问题日益凸显。据世界卫生组织统计，全球范围内超过 10 亿人受到心理健康问题的困扰，这足以说明关注人的身心健康的重要性。

身心健康不仅指身体无疾病，还包括心理健康和情感满足。在人文关怀的视角下，我们不仅要关注个体的身体健康，还要关注其心理状态和情感需求。

情感需求是人类的基本需求之一，它涉及人与人之间的情感联系和沟通。在人文关怀的实践中，我们应该注重培养个体的情感素养，让个体能够更好地理解和表达情感，建立健康的人际关系。同时，社会政策和制度也应该更多地关注人的情感需求，为人们提供更多的情感支持和帮助。

正如著名心理学家马斯洛所说："人的需求层次中，情感需求是仅次于生理需求和安全需求的基本需求。"在人文关怀的实践中，我们应该将身体健康与情感需求作为重点，通过各种方式方法，为人们提供全面的关怀和支持，促进其全面发展。

（三）倡导人文关怀的实践

1. 日常生活中的关怀行为。在日常生活中，人文关怀无处不在，它不仅是一种理念，更是一种行动。从细微之处出发，关怀行为能够温暖人心，构建和谐社会。例如，在公交车上，主动为老年人、孕妇和残疾人让座，这一简单的行为便是对他人的尊重，体现了人文关怀的精神。社区志愿者定期为独居老年人提供生活帮助，如购物、打扫卫生等，这些关怀行为不仅解决了老年人的实际困难，而且让他们感受到了社会的温暖和关爱。这些日常生活中的关怀行为，正是人文关怀理念在现实生活中的生动体现。

2. 社会政策与制度的人文关怀。近年来，随着社会的进步和人们对人文关怀认识的加深，越来越多的社会政策与制度开始融入人文关怀理念。例如，我国推行"精准扶贫"政策，通过精准识别、精准帮扶、精准管理等方式，确保贫困人口能够享受到政策带来的实惠。这一政策的实施，不仅有效减少了贫困人口的数量，还提高了他们的生活水平，这是人文关怀在扶贫领域深入实践的体现。

二、人文关怀的当代意义

人文关怀不仅是缓解社会压力与焦虑的良药，而且是推动社会进步、促进人的全面发展、增强社会凝聚力的重要力量。

（一）促进人的全面发展

人文关怀的核心在于关注人的内在需求和精神世界，强调尊重人的个性、尊严与价值。在当代社会，随着科技的飞速发展和物质条件的极大丰富，人们的精神需求也日益增长。人文关怀通过提供文化、艺术、教育等多方面的滋养，帮助人们提升精神境界，培养审美情趣，丰富内心世界，从而实现人的全面发展。这种发展不仅体现在知识的增长和技能的提升上，还体现在人格的完善、情感的丰富和精神的升华。

（二）增强社会凝聚力

人文关怀强调人与人之间的情感联系和相互理解，有助于打破隔阂和偏见，增强社会的凝聚力和向心力。在多元化的社会背景下，人们往往因为文化背景、价值观念、生活方式等方面的差异而产生分歧和冲突。人文关怀通过营造包容、尊重和理解的文化氛围，促进不同群体之间的交流与融合，形成共同的社会认同感和归属感，从而增强社会的稳定性和和谐性。

（三）推动社会公正与进步

人文关怀关注弱势群体的权益和需求，推动社会公正与进步。在当代社会，虽然物质文明已经取得了巨大成就，但是贫富差距、社会不公等问题依然存在。人文关怀通过揭露和批判社会不公现象，呼吁社会关注弱势群体的生存状况，推动政府和社会各界采取措施改善民生、保障人权，促进社会的公平与正义。同时，人文关怀还鼓励人们积极参与社会公益事业，为社会进步贡献自己的力量。

（四）促进科技与人文融合

随着科技的快速发展，人文关怀在科技与人文的融合中发挥着重要作用。科技虽然为人类带来了前所未有的便利和进步，但是也带来了诸多问题和挑战，如技术失控、信息过载、隐私泄露等。人文关怀通过引导科技发展方向，强调科技应服务于人类和社会，避免滥用科技造成负面影响。同时，人文关怀还关注科技对人类社会、文化、伦理等方面的影响，推动科技与人文的和谐共生。

（五）构建人类命运共同体

在全球化的背景下，人文关怀具有更加广泛的意义。它倡导国与国之间、民族与民族之间、人与人之间的相互尊重、理解和合作，推动构建人类命运共同体。通过加强国际交流与合作，共同应对全球性挑战，如气候变化、公共卫生危机等，人文关怀促进了全球治理体系的完善和国际关系的和谐。同时，人文关怀还关注全球范围内的文化多样性和人类文明的传承与发展，推动不同文明之间的对话与交流，增进人类之间的相互理解和信任。

总之，人文关怀的当代意义体现在多个方面，它不仅关乎个人的成长与发展，还关乎社会的和谐与进步。因此，我们应该在全社会范围内大力弘扬人文关怀精神，让每一个人都能感受到温暖和关爱，共同构建一个更加美好、和谐、进步的社会。

三、人文关怀的发展趋势与前景

人文关怀的发展呈现出积极向好的态势，不仅映射出人类社会对自身精神层面的深切关怀，也预示着未来社会发展的新方向和新动力。

（一）发展趋势

1. 深度融入社会各个层面。人文关怀不再仅仅局限于特定领域或特定人群，而是深度融入教育、医疗、养老、职场等社会的各个层面。在教育领域，注重学生的全面发展，强调情感教育、道德教育；在医疗领域，除了治疗疾病，还关注患者的心理和情感需求；在职场，重视员工的心理健康和职业发展，营造更加人性化的工作环境。

2. 科技赋能与人文关怀的深度融合。随着人工智能、大数据、物联网等技术的快速发展，科技将为人文关怀提供新的手段和工具。例如，通过智能分析技术，可以更准确地识别和分析人群的情感需求，提供个性化的关怀方案；通过虚拟现实技术，可以为人们提供沉浸式的心理疗愈体验；通过物联网技术，可以实现对老年人、残障人士等弱势群体的远程关怀和照顾。

3. 跨文化与全球化的双向互动。人文关怀将跨越国界和文化差异，成为连接不同国家和地区人民的纽带。一方面，通过国际的文化交流与合作，可以借鉴和吸收不同文化背景下的人文关怀理念和实践经验；另一方面，人文关怀也将成为推动全球化进程的重要力量，促进不同文化之间的理解和尊重，构建更加和谐的世界。

4. 政策与制度的全面支持。政府和社会各界将更加重视人文关怀在社会发展中的重要作用，通过制定和完善相关政策与制度，为人文关怀事业的发展提供有力保障。例如，加大对人文关怀项目的资金投入、制定人文关怀服务标准和规范、建立人文关怀专业人才培养体系等。

（二）前景展望

1. 提升社会整体幸福感。随着人文关怀的普及和深入发展，社会整体幸福感将得到显著提升。人们将更加关注自己的内心世界和精神需求，学会关爱他人、尊重生命、珍视和平，共同营造一个温馨、和谐、美好的社会环境。

2. 推动文化多样性和包容性。人文关怀鼓励不同文化之间的交流和融合，有助于推动文化多样性和包容性的发展。在全球化的今天，不同国家和地区的人们可以通过人文关怀这个桥梁来增进相互了解和友谊，共同推动人类文明的进步和发展。

3. 促进科技与人文和谐共生。随着科技的不断发展，人文关怀将更加关注科技对人类社会的影响。通过引导科技发展方向、规范科技应用行为等措施，可以实现科技与人文的和谐共生。这样不仅发挥科技的积极作用，还可以避免其可能带来的负面影响。

人文关怀的发展趋势与前景展现出无限的可能性和希望。未来，人文关怀将更加普及化、日常化，并与科技、国际化等趋势相结合，我们有理由相信，人类将构建一个更加和谐、美好、进步的社会。

小贴士

人文关怀是一种关注人、尊重人、理解人、帮助人的理念和精神追求。它致力于促进人的自由全面发展，建立和谐的社会关系，推动社会的进步和发展。

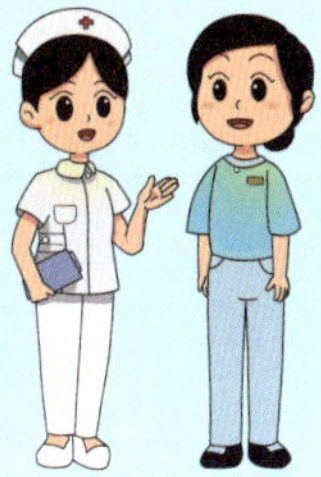

思考题

经过本节的学习，医疗护理员滨滨阿姨了解了人文关怀的起源和发展历程，对人文关怀的兴趣更加浓厚了，想进一步弄清楚人文关怀的相关知识，你能告诉她人文关怀的核心概念是什么吗？

（李莉萍、翟婉春）

第三节　医疗护理行业下的人文关怀

学习目标

（1）了解现代医疗体系中医疗护理员的定位。

（2）熟悉医疗护理行业开展人文关怀的必要性和重要性。

（3）掌握医疗护理员开展人文关怀的策略。

随着社会的发展，单一的医疗服务已向“医养结合”的模式转变，强调非治愈性的健康维护、康复护理和健康管理。而在老龄化社会到来的背景下，不管是在医疗机构，还是在家庭医疗中，专业的医疗护理员角色显得至关重要。他们不仅要为患者提供日常照料，还要关心他们的生活品质和心理需求。这就要求医疗护理员不仅要注重提升专业技能和服务意识，还要培养自己的人文关怀能力，努力提升专业素养，才能为患者提供更好的服务。

一、现代医疗体系中医疗护理员的定位

在现代医疗体系中，医疗护理员扮演着重要的角色。他们不仅是床边护理者，而且是医疗团队中不可或缺的一员，为患者健康提供全方位的支持和保障。

（一）照顾者

医疗护理员的首要职责是照顾患者，满足患者生理、心理和社会各方面的需要。其中包括提供基本的生活护理服务，如饮食、洗漱、穿衣等，保证患者的基本生活需求。

（二）治疗的得力助手

在患者住院期间，医疗护理员发挥着重要的作用。他们不仅是医生和护士治疗工作中的得力助手，而且是患者康复过程中不可替代的重要角色。在医生和护士的指导下，他们协助进行非侵入性的医疗操作，如更换敷料、协助服药等，促进患者尽快康复。

（三）信息传递者

医疗护理员是患者与医务人员、家属之间的桥梁，及时传递患者的病情和变化。

（四）心理支持者

医疗护理员要关注患者的心理状态，提供心理辅导和情感支持，帮助患者树立战胜疾病的信心，缓解患者的焦虑和恐惧情绪。

（五）环境维护者

医疗护理员同时是医疗环境的维护者，须保持患者居住或治疗环境的整洁与安全，预防院内感染。

由此可见，医疗护理员是一个多角色、多功能的职业，他们往往身兼数职，为医疗体系的发展和完善提供重要的支持和保障。

二、医疗护理行业开展人文关怀的必要性

（一）帮助医疗护理员与患者建立良好的关系

在照护过程中，医疗护理员需要与患者沟通并取得其信任，以了解他们的需求和关注点。当医疗护理员表现出对患者的关怀和理解时，患者往往会感到安慰和舒适。这样的互动能够建立起一个积极的护理环境，优化患者的治疗体验，更有利于患者的康复。

（二）提升医疗护理员的自我价值感

在医疗环境中，许多患者会感到无助和自卑。通过人文关怀，医疗护理员与患者建立起超越简单雇佣关系的情感联系。这种联系不仅让患者感到被理解和关怀，也让医疗护理员在情感上得到满足，感受到自己工作的价值。这种情感的交流和共鸣，让医疗护理员意识到自己的工作不仅仅是简单的技术操作，更是人与人之间温暖与希望的传递，从而提升了他们的自我价值感。

（三）提高医疗护理员的专业形象

在医疗护理中，实施人文关怀不仅提升了患者的就医体验，也极大地丰富了医疗护理员的职业内涵。经过增强与患者的情感联系和有效沟通后，医疗护理员的工作满意度显著提升，他们在工作中感受到更多的价值认同和成就感。

同时，这种以患者为中心的服务理念也塑造了医疗护理员更加专业、贴心的职业形象，赢得了社会的广泛尊重和赞誉。

三、医疗护理员给予患者人文关怀的重要性

（一）促进患者身心康复

患者在患病期间，身体和心理都承受着巨大的压力。人文关怀能够有效缓解患者的紧张、恐惧和焦虑情绪，增强其战胜疾病的信心和勇气，从而促进身体康复。研究表明，心情愉悦、心理状态良好的患者往往恢复得更快。

（二）提高患者满意度

当患者感受到医疗护理员的关心和尊重时，他们对医疗服务的满意度会大大提高。这不仅有助于建立良好的医患关系，还能为医疗机构树立良好的形象，吸引更多的患者前来就医。

（三）体现医疗护理的专业性

一名优秀的医疗护理员不仅要有扎实的专业知识和技能，还要具备人文关怀素养。只有将人文关怀融入日常的护理工作，才能真正体现医疗护理的专业性和全面性。

（四）符合医学伦理要求

医学伦理强调尊重患者的自主权、知情权和隐私权，人文关怀恰好符合医学伦理要求。医疗护理员在照护患者时，充分考虑患者的意愿和需求，是对患者权利的尊重和保障。

四、医疗护理员开展人文关怀的策略

（一）尊重患者

尊重患者是医疗护理员进行人文关怀的基础。医疗护理员要尊重患者的人格、信仰、文化和习俗，尊重患者的知情权和自主权，充分调动患者的积极性和主动性。

（二）倾听和理解

在医疗照护中，倾听和理解患者的需求、担忧和期望至关重要。医疗护理员应具备耐心和关怀心态，用心感受患者的内心世界。首先，倾听不仅是用耳朵听，还要用心去理解。很多患者尤其是首次来医院的患者，他们面对疾病常常感到恐惧和不安，医疗护理员需要给予他们足够的耐心和关怀，积极倾听他们的诉求，以便更好地理解和帮助他们。其次，理解患者的需求并非一蹴而就，尤其是特殊患者，需要更长时间和更多精力。医疗护理员应有包容心，不急不躁地了解患者的内心世界，尊重患者的个人需求和选择，这样才能提供贴心的护理服务。最后，倾听和理解是双向沟通，医疗护理员应让患者感受到关怀和理解，以建立信任和配合的关系，这样才能实现护患间的情感沟通和共鸣，为患者提供更佳的护理服务。

（三）关爱患者

关爱患者是医疗护理员职责中不可或缺的一环。他们不仅要密切关注患者的生理健康状况，确保治疗与护理的精准实施，更要深入患者的内心世界，关心其心理健康状态。医疗护理员应成为患者情感的倾听者和支持者，细致入微地体察患者的情感需求，及时给予关怀与慰藉。要通过温暖的言语、贴心的举动，向患者传递出无尽的关爱与希望，让他们在病痛中感受到人间的温情与力量，从而更加积极地踏上治疗与康复之路。

（四）培养同理心

医疗护理员要培养同理心，站在患者的角度思考问题，感知患者的痛苦，理解患者的需求，从而更好地为患者提供护理服务。

（五）维护患者尊严

医疗护理员要维护患者的尊严，避免在护理过程中对患者进行不必要的身体暴露。保护患者的隐私，这是法律义务和职业道德的基本要求。患者隐私包括个人身份信息和健康状况等，任何情况下都不得随意泄露。在与患者交流时要注意不涉及隐私信息，在护理患者时要确保环境私密，遇到侵犯隐私的情况应立即采取措施并报告相关部门。

（六）提供个性化的护理服务

医疗护理员要根据患者的年龄、性别、文化背景和病情，提供个性化的护理服务。在护理过程中，要注重患者的主观感受，满足患者的特殊需求。

（七）持续提高护理质量

医疗护理员要不断提高自己的专业素养和护理技能，为患者提供高质量的护理服务。在护理过程中，要注重细节，关注患者的舒适度，提高患者的满意度。

在医疗护理工作中，只有为患者提供以人为本、尊重人格、关爱生命的护理服务，才能增加患者的安全感，消除其孤独和空虚，缓解其忧虑和悲伤情绪，使其感受到温暖。

总之，将“以人为中心”的人文关怀理念贯穿在医疗护理员的工作与生活中，需要医疗护理员具备高度的专业素养、深厚的同情心、强烈的责任感和不懈的努力。只有这样，才能真正实现护理的人性化、个性化和高质量。

小贴士

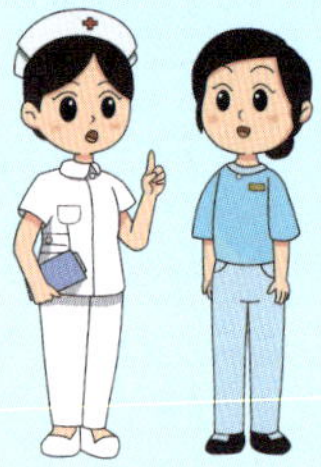

微笑对患者的安抚作用胜过十剂良药。受疾病困扰而来医院就医的患者，如能经常看到微笑，就会感到温暖和一派生机，从而增添战胜疾病的信心和勇气。

思考题

医疗护理员滨滨阿姨经过培训，已顺利进入工作岗位，请问她今后该如何将“以人为中心”的人文关怀理念贯穿到工作与生活中？

（李俊利、黄舒婷）

第四节　持续学习和自我成长

学习目标

（1）了解持续学习和自我成长的定义。

（2）熟悉医疗护理员自我成长需要学习的内容。

（3）掌握自我成长的方法和技巧。

为了更出色地面对工作中的种种挑战，每一位医疗护理员都应保持学习的热情，不断精进自我。在未来的日子里，通过持续学习与实践，以患者为中心，以人文关怀为翼，让每一次护理都成为传递爱与希望的过程。

一、认识持续学习

持续学习指个人或组织不断学习新知识和新技能，以适应快速变化的环境和需求的过程。这不仅是一个学习的过程，更是一种终身学习的态度和实践。它要求人们对现有的知识体系持开放态度，愿意接收新的信息，在学习和工作中积极地应用这些新知识和新技能。

二、不断学习，实现自我成长

（一）什么是自我成长

自我成长指个体通过不断学习、反思、实践和积累，促进自身在知识、技能、情感、态度、价值观以及人格等多方面获得提升和发展的过程。它是一个持续且动态的变化过程，旨在实现个人潜能的最大化，增强自我效能感，提升生活质量，更好地适应不断变化的环境。

在中国传统文化里，儒家把这种自我成长叫作修身；在西方文化里，古希腊哲学称之为“认识你自己”，到了 20 世纪，存在主义哲学称之为“选择成为你自己”。尽管名称各异，其实质基本上都是围绕着一个人立志做些什么事情，决定要成为什么样的自己而展开。

医疗护理员如何实现自我成长？这与医疗护理员选择成为一名什么样的护理员息息相关。如果要成为一名优秀的医疗护理员，那么就要以此为目标，制订计划，不被其他事情分散注意力，选择不断学习，认识自己，找到优势并发挥优势，勇于面对自己的不足，敢于尝试新的事物，在学习中不断成长。

（二）医疗护理员实现自我成长需要学习的内容

图 1 梳理了医疗护理员实现自我成长需要学习的知识。医疗护理员可以此为基础，结合自己的实际情况，在学习中不断优化，从而实现自我成长。

- 医疗护理员自我成长
  - 自我认知
    - 理解自己的角色
      - 认识照护者的身份和职责
      - 明白照护对个人和社会的意义
    - 审视自身能力
      - 评估自己在照护方面的知识和技能
      - 发现自身的优势和不足
    - 自我价值观的明确
      - 确立自己在照护过程中的价值观
      - 树立自信，坚守原则
  - 照护技能的提升
    - 学习新技能
      - 参与相关培训和学习课程
      - 积极实践，提高照护能力
    - 寻求专业支持
      - 寻找专业导师或团队进行指导
      - 加入照护者社群，共享经验和资源
    - 反思和总结
      - 定期回顾照护实践，总结经验教训
      - 调整策略，持续改进照护方法
  - 情感与压力管理
    - 识别情绪变化
      - 关注自身情绪状态，及时察觉变化
      - 学会情绪调节和释放压力
    - 建立支持系统
      - 寻找情感倾诉的对象，分享感受
      - 参与放松活动，调整心理状态
    - 保持工作与生活的平衡
      - 设定合理的工作与休息时间
      - 培养兴趣爱好，丰富个人生活
  - 持续学习与自我发展
    - 关注行业动态
      - 阅读照护领域的相关书籍和文章
      - 关注行业新闻和发展趋势
    - 拓展知识和技能
      - 学习与照护相关的跨学科知识
      - 参与研讨会和讲座，拓宽视野
    - 制订个人发展计划
      - 设定短期和长期的个人发展目标
      - 制订实现目标的行动计划，持续进步

图 1　医疗护理员实现自我成长需要学习的内容

（三）自我成长的方法和技巧

学习与成长是一场漫长而充满挑战的旅程，它要求我们始终保持积极向上的态度，勇于面对前行路上的困难与挫折。在这个过程中，我们应当时刻保持主动，积极寻找和创造学习的机会，不断拓宽视野。与他人分享学习心得，倾听来自不同背景的声音，借鉴他们的经验，不仅能增进相互之间的理解，还能激发持续学习的热情。同时，定期回顾自己的学习进展，通过自我检视，能够清晰地看到成长的足迹，也能及时发现学习中的不足与偏差。在此基础上，灵活调整学习计划，确保每一步都朝着既定目标稳步迈进，即便遭遇低谷也能迅速调整，重新找回前进的动力。此外，善于“回头看”，即进行总结与反思，是高效自我成长的另一个关键。将所学知识应用于实践，不仅能够加深理解、巩固记忆，还能在实践中发现新的问题与需求，促使我们进行有针对性的补充与提升。这种理论与实践相结合的方式，有助于我们不断探索并实现个人价值与社会需求的平衡，实现真正意义上的高效自我成长。

国家也出台各种政策支持医疗护理员的职业发展，提高医疗护理员的专业能力与服务质量，促进医疗护理员队伍建设。总之，医疗护理员持续学习是实现医疗服务高质量发展的重要部分，只有持续学习、提升自我，才能给予患者更优质的人文关怀，从容应对未来的挑战，同时在学习实践的过程中，医疗护理员亦能实现自我价值。

小贴士

持续学习和自我成长是一个永无止境的过程。它不是一个有终点的目标，而是一种生活方式，一种对知识和成长不断追求的态度。医疗护理员需要不断更新专业知识、积累实践经验、提高自己的专业素养和综合能力，为患者提供更加优质的医疗护理服务。

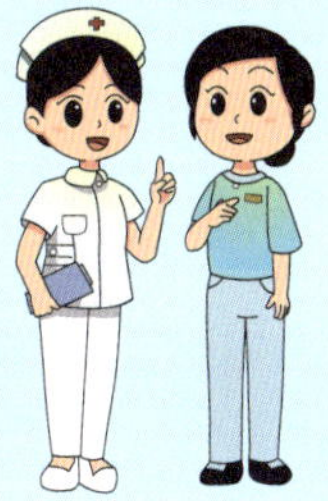

思考题

作为一名医疗护理员，如何通过学习实现自我成长？

（覃贤文）

第二章

轻松应对不良情绪：让生活更美好

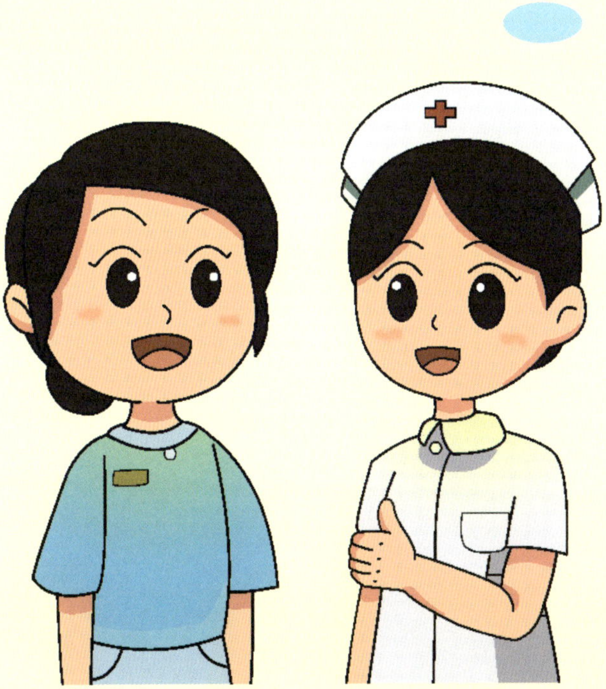

扫码获取更多资源

第一节　认识情绪：揭秘你的内心世界

学习目标

（1）了解情绪产生的机制。

（2）熟悉情绪的分类。

（3）掌握情绪背后的真实需求。

在纷繁复杂的人生舞台上，情绪如同无形的风，时而轻柔拂面，时而狂风骤雨。情绪可以是积极的，如快乐、兴奋、满足；也可以是消极的，如悲伤、低沉、焦虑。它既是心灵的调色盘，也是生活的指挥棒，让我们在喜怒哀乐中体验着世间的千姿百态。

情绪，是人类精神世界的重要组成部分，在人们的日常生活中占据着重要的地位。它既能让人们感受到生活的美好，也能让人们深陷痛苦的泥潭。它不仅是个人心理状态的反映，还是人们与周围环境互动的重要桥梁。情绪的影响力广泛而深远，涉及个人心理健康、人际关系、生活质量等多个方面。因此，医疗护理员需要学会调整自己的情绪，保持积极心态，以维持良好的心理健康，轻松应对工作和生活。

一、认识情绪

情绪是个体对于内外界刺激所产生的主观体验和感受，不仅表现为心理上的变化，还会引发生理上的反应，如心跳加速、呼吸急促等。它贯穿于人们的日常生活，影响着人们的思维、行为和决策。

（一）情绪产生的机制

情绪的产生包括生理机制和心理机制两个层面，它们相互交织、共同作用，形成了丰富多彩的情绪世界。从生理机制的角度来看，当外界刺激作用于人们的感官时，这些信息会通过神经系统传递到大脑的情绪中枢。例如，当人们感到愉快时，大脑会释放内啡肽激素，带来愉悦感；而当人们面临压力时，皮质醇等应激激素则会升高，引发紧张、焦虑等负面情绪。从心理机制的角度来看，人们在面对外界刺激时，会根据自身的价值观、经验和期望对外界进行评价，进而产生相应的情绪反应，避免负面情绪对身心健康造成不良影响。

（二）情绪的分类

根据情绪的产生方式、组成成分及其复杂程度，可将情绪分为基本情绪和复合情绪；按照情绪对个体产生的影响性质，又可将其分为积极情绪和消极情绪。

1. 基本情绪和复合情绪。基本情绪是人们在生活中最常体验到的情绪类型，如喜、怒、哀、乐、惧等，这些情绪具有普遍性和直接性，是人们在面对不同情境时最直接的情感反应。例如，当人们遇到开心的事情时，会感到喜悦；当受到冒犯或伤害时，会感到愤怒；当失去亲人或朋友时，会感到悲伤；当面临危险或威胁时，会感到恐惧。

除了基本情绪，人们还会体验到更为复杂的复合情绪。例如，爱恨交织、悲喜交加等就是典型的复合情绪，包含了两种截然不同的情感，反映了人们在面对复杂情境时的复杂心理体验。

2. 积极情绪和消极情绪。这两种情绪状态在人们的日常生活中如影随形，共同构成了情感世界的两极。二者看似相互对立，实际上却是情感体验不可或缺的组成部分。

（1）积极情绪是指那些能够激发人们愉悦、兴奋和满足感的正面情绪状态。当人们取得成就、与朋友欢聚或置身于美丽的自然风景中时，积极情绪便会油然而生。这种情绪不仅能够提升人们的心理健康水平，还有助于增强免疫力、提高工作效率。研究表明，积极情绪能够促进大脑释放多巴胺等神经递质，进而改善人们的心理状态和生理功能。

（2）与积极情绪相对应的是消极情绪，是指个体在面对不利情境或负面刺激时产生的不愉快、沮丧或痛苦的情感体验。它包括忧愁、悲伤、愤怒、紧张、焦虑、痛苦、恐惧、憎恨等感受，常常在人们面临挫折、失去亲人或遭遇困境时涌现。消极情绪可能会对个体的心理和行为产生不良影响，包括情感麻木、自我贬低、社交退缩、焦虑、抑郁等，需要人们积极应对，以更好地管理自己的情绪状态，提高心理健康水平。

积极情绪和消极情绪看似相互对立，实际上它们是相互依存、相互转化的。在生活中，这两种情绪状态会不断地交替出现，共同塑造着人们的情感体验。积极情绪能够激发人们的潜能和创造力，使人们更加乐观地面对生活；而消极情绪促使人们反思和成长，在困境中寻找新的机遇和方向。

情绪的表达方式多种多样，包括面部表情、肢体动作、声音变化等。

二、情绪背后的真实需求

情绪对个人心理健康、社会功能以及生活质量具有不可忽视的作用和影响。它如同一把双刃剑，既能激发人们内在的潜力，促进个人发展，也可能带来诸多困扰，影响人们的生活质量。

（一）自我觉察

情绪自我觉察的过程包括对自身情绪的识别、理解和接纳。

1. 识别自己内心的情绪状态。可以通过观察自己的生理反应、思维方式和行为表现来实现。人们出现情绪波动的时候，身体往往会传出相应的信号。当我们处于压力、焦虑或抑郁等不良情绪状态时，身体往往会发出一些微妙的信号，如心跳加速、呼吸急促、手心出汗等。通过细心观察这些生理信号，可以更准确地识别出不良情绪。

2. 深入理解自己情绪背后的原因和动机。可以通过反思自己的经历、价值观和信念来实现。例如，一个人可能因为受到他人误解而感到愤怒，这时他需要思考自己为什么会对这种误解产生如此强烈的反应，以及这种反应是否符合自己的价值观和信念。

3. 接纳自己的情绪状态，而不是试图压抑或否认它。接纳自己的情绪并不意味着要放任自己的情绪，而是要学会在情绪表达和行为表现之间找到平衡。通过接纳自己的情绪，个体可以更好地理解自己，从而更加自信地面对生活中的困难和挑战。

（二）倾听内心

1. 给自己时间。医疗护理员工作繁忙琐碎，似乎总是在不停地转，很少有时间停下来反思自己的情感和需求，正是这些被忽略的情感和需求，构成了内心世界的重要组成部分。因此，医疗护理员需要学会放慢脚步，给自己留出一些独处的时间，聆听内心的声音，深入地了解自己的内心世界，进而作出更明智的选择。

2. 深入思考。在给自己时间的基础上，医疗护理员还需要学会提出正确的问题，以便更好地引导自己进行深入的思考。例如，当感到焦虑或不安时，可以尝试问自己“我为什么会感到这样？”或者“我需要做什么来缓解这种感觉？”通过这些问题，可以更清晰地认识到自己的情绪和需求，进而找到适合自己的应对方法。

3. 寻求专业心理咨询师的帮助。心理咨询师会帮助医疗护理员深入地了解自己的情感和需求，提供有针对性的建议和指导，找到解决问题的方法，进而实现个人成长和幸福。

（三）识别非言语线索

1. 面部表情。面部表情能够直观地反映出一个人的情绪变化。例如，当一个人感到高兴时，会露出笑容；而当他感到沮丧时，则会眉头紧锁。通过观察面部表情，可以更直接地感受到他人的情绪，进而理解他们的需求和想法。

2. 肢体动作。人们在交流时，肢体动作往往会无意识地流露出内心状态。例如，当一个人感到紧张时，可能会频繁地搓手或者摆弄衣物；而当他感到愉悦时，则可能会表现出更多的动作。通过观察这些肢体动作，可以更好地了解他人的情绪状态，从而更准确地把握他们的真实需求。

3. 声音变化。声音的变化往往能够反映出一个人内心的情绪波动。例如，当一个人情绪激动时，声音可能会变得高昂而有力；而当他情绪低落时，声音则会显得低沉而无力。通过聆听他人的声音变化，可以更深入地了解他人的情绪状态，从而更准确地把握其真实需求。

情绪是人们内心世界的反映，也是人们与外部环境互动时产生的自然反应。每一种情绪都有独特的色彩和力量，在生活中扮演着不可或缺的角色。无论情绪如何变化，我们都需要学会正确地认识和应对它们，不应该害怕或逃避，要学会接纳情绪、理解情绪，并与之和谐共处，这样才能够真正地掌控自己的情绪，将其转化为动力，助力我们在生活和工作中取得更好的成绩。

小贴士

认识情绪就像给自己装了个“情绪雷达”，能提前预警即将到来的“天气变化”。这样，当我们感到难过或愤怒时，就能及时察觉，找到合适的方式去应对，而不是被情绪牵着鼻子走。

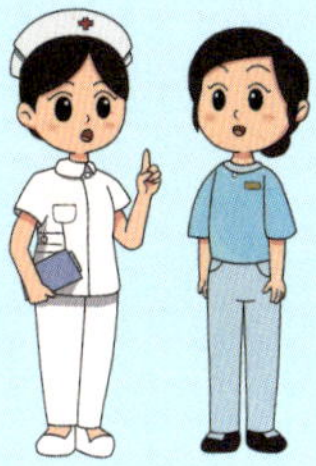

思考题

桂爷爷最近经常因为琐事发脾气，医疗护理员滨滨阿姨感到沮丧、难过、无助，不知道自己怎么了，请问如何让滨滨阿姨认识自己的情绪？

（符茜茜、黄鹃）

第二节 不良情绪大曝光：你中招了吗?

学习目标

（1）了解不良情绪的定义。

（2）熟悉不良情绪产生的原因。

（3）掌握常见不良情绪的表现。

古希腊哲学家亚里士多德曾说：“了解自己是智慧的开端。”准确地识别不良情绪，了解不良情绪背后的原因和触发机制，才能更有针对性地采取措施来应对不良情绪。让我们勇敢地探索自己内心的不良情绪。

一、认识不良情绪

不良情绪，通常指的是那些对个人心理状态、生理健康以及日常生活产生负面影响的情绪状态。这些情绪包括焦虑、愤怒、沮丧、悲伤、恐惧、烦躁等。它们在特定情境下是正常的反应，但当它们持续存在、过度强烈或频繁出现时，就可能是不良情绪。

不良情绪对个人和社会都有一定的影响。对个人而言，不良情绪可能会导致心理压力增大、睡眠质量下降、注意力不集中、工作效率降低等问题。长期的不良情绪还可能引发各种心理疾病，如焦虑症、抑郁症等。对社会而言，不良情绪可能引发暴力事件、犯罪活动等社会问题。

二、不良情绪产生的原因

不良情绪产生的原因多种多样，伴随着人们成长的每一步。在探讨这些原因时，我们不仅要关注个体的内心状态，还需考虑外界环境和社会因素的影响。

（一）内心状态

人们在面对压力、挫折和失败时，往往会产生消极的情绪反应。这些压力可能来自工作、学习、家庭等各方面，它们如同沉重的担子，压得人们喘不过气来。例如，医疗护理员在工作中，可能会遇到病情变化大的患者、挑剔的家属，会有不被理解而难过的时候，因为要 24 小时照护和陪伴患者，可能无法兼顾自己的家庭。他们无法应对这些压力时，就会产生焦虑、沮丧、愤怒等不良情绪，严重影响心理健康、照护质量和生活状态。

（二）性格特点

有些人天生就具备敏感、多疑、悲观等性格特点，这些特质使他们在面对外界环境和刺激时，更容易产生不良的情绪反应。例如，敏感的人可能对他人的言语或行为过度解读，多疑的人容易对周围的事物产生不信任感，而悲观的人则可能更倾向于看到事物的消极面。医疗护理员作为一个需要高度同理心的职业，其工作性质决定了医疗护理员经常要面对患者的痛苦、家属的焦虑以及工作中的压力。这样的工作环境要求医疗护理员不仅要具备专业的照护知识和技能，还要有强大的心理素质来应对各种情绪挑战。然而，由于医疗护理员具有同理心，更容易受到外界情绪的影响，从而产生不良情绪。

（三）外界环境

环境的变化往往会对人的情绪产生影响，如持续的阴雨天气、喧闹的公共场所、空气污染严重的城市环境等，都有可能成为触发人们负面情绪的导火索。此外，社会环境的不稳定、人际关系的紧张等也会对人们的情绪产生负面影响。医疗护理员在医院这个充满着生老病死的环境中，直面疾病的不良影响，同时又要适应快节奏、高强度的工作，有时候很难保持平静愉悦的心情。

（四）社会因素

社会竞争日益激烈，人们面临着巨大的生存压力。为了生存和发展，人们不得不努力学习、工作、拼搏。然而，现实往往不如人们所愿，当付出的努力和汗水得不到预期的回报时，人们就会产生强烈的失落感和挫败感。医疗护理员对患者付出真心，尽心尽力地照护，得不到患者和家属的认可时，可能会失望、悲观、愤怒，甚至怀疑自己。这些情绪如果得不到及时疏导和调节，就会像滚雪球一样越积越多，最终形成不良情绪，会随时爆发，使人崩溃。

总之，不良情绪产生的原因是多方面的，既有内在的因素，也有外在的因素。不良情绪对个人和社会的影响深远而广泛。为了保持良好的情绪状态，我们需要从多方面入手，积极应对各种困难和挑战，同时也需要调节自己的情绪，保持积极乐观的心态。

三、常见不良情绪的表现

（一）焦虑的表现

1. 生理表现：心跳加速，呼吸急促。焦虑常表现为一系列的身体反应，心跳加速、呼吸急促是常见的生理反应，这是因为身体在应对潜在威胁时，自动进入了一种“战斗或逃跑”的模式。随后，肌肉可能会出现紧张和颤抖，这是身体在准备应对潜在压力源的自然反应。此外，焦虑还可能导致消化系统的问题，如胃病、腹泻或便秘，因为在焦虑状态下，身体对食物的消化和吸收能力可能受到干扰。

2. 心理表现：持续的担忧和不安。这是焦虑的核心特征，这种担忧可能来自未来的事件、自身的安全或他人的评价。焦虑可能导致注意力不集中和记忆力下降，因为大脑在处于焦虑的时候，可能会忽略其他重要的信息。焦虑还可能引发自我怀疑和负面思维，使人陷入一种消极的思维循环中。

3. 行为表现：回避行为、过度行为。回避行为是一种常见的应对方式，人们会尽量避免那些可能引发焦虑的情境或活动。然而，这种策略往往只能暂时缓解焦虑，不能真正解决问题。焦虑还可能导致过度行为，如过度检查、过度准备或过度寻求安慰。这些行为虽然可以在短期内减轻焦虑，但是长期可能会加剧焦虑的程度。

（二）抑郁的表现

1. 生理表现：睡眠不足，疲劳不堪，食欲改变。抑郁使睡眠质量受到严重影响，表现为难以入睡、早醒或睡眠不深，醒来后感觉疲惫不堪。疲劳感是抑郁情绪患者常见的症状之一，它表现为身体上的疲惫和精神上的无力感。食欲改变也是常见的现象，有人可能食欲减退，体重减轻；有人则可能食欲增加，体重上升。

2. 心理表现：情绪低落，缺乏兴趣。抑郁的心理表现更为复杂。情绪低落、悲观失望是抑郁的核心特征，人们常常感到生活无趣，缺乏兴致。情绪低落不仅仅是一种短暂的心情不佳，它常常持续数周、数月甚至更久，严重影响个体的日常生活和工作效率。这种情绪状态常常伴随着一种深切的悲伤和绝望感，使得个体难以体验到生活的乐趣和满足感，可能对曾经热衷的活动或爱好失去兴趣，对人际交往也显得冷漠和疏离。这种心理状态的持续存在，不仅会导致个体的生活质量下降，还可能引发一系列的心理和生理问题。自杀念头是抑郁的一种极端表现，需要引起足够的重视和警惕。

3. 行为表现：社交活动减少。抑郁的人避免社交场合，减少与他人交流，甚至与家人和朋友也保持一定的距离。这不仅导致他们失去了许多社交支持，还可能加剧其孤独感和无助感。

需要明确的是，这些表现并非意味着一个人就一定有抑郁症。人们在生活中遇到困难和挫折时，都可能会产生类似的情绪反应。因此，在面对这些表现时，我们需要保持理性客观的态度，及时寻求专业帮助和支持。同时，我们也需要学会关爱自己和他人，共同营造一个积极向上、乐观愉悦的生活环境。

（三）愤怒的表现

1. 生理表现：血压升高，呼吸急促。愤怒是人们生活中常见的情绪，是由于极度不满而造成的激动，是一种强烈的情绪反应。当愤怒被触发时，人的心跳会加速，血压会上升，呼吸变得急促，面部肌肉紧绷，眉头紧锁，眼神锐利。有时，愤怒的人甚至会感到身体发热，手心冒汗，这是身体在应对压力时自然产生的生理反应。

研究表明，愤怒会导致人体内的肾上腺素水平升高，进而引发血管收缩，使得血压升高。这种生理反应不仅增加心血管疾病的风险，还可能对个体的整体健康产生负面影响。

2. 心理表现：强烈的情绪波动。人在怒不可遏的时候，可能会感到极度的沮丧、失望和挫败。这些情绪可能会在短时间内爆发，导致冲动行为，也可能积压在心中，形成长期的压力和焦虑。愤怒的人可能会反复回想引发愤怒的事件，对自己或他人产生负面评价。

3. 行为表现：攻击行为、沉默行为、暴发行为、逃避行为等。行为上，愤怒的表现多种多样。有些人可能会选择直接表达愤怒，如大声争吵、摔东西甚至动手打人。有些人则可能选择沉默，将愤怒压抑在心底，但这并不意味着愤怒已经消失，反而可能会在日后以更强烈的方式爆发。还有一些人可能会通过逃避的方式来应对愤怒，比如拒绝沟通、独自生闷气等。也有的人会通过文字、音乐、运动等形式将愤怒宣泄出来。

值得注意的是，愤怒并不是完全负面的。适当的愤怒可以帮助我们表达不满，维护自己的权益，推动社会正义。然而，过度的愤怒则可能带来负面影响，不仅损害自己的身心健康，还可能破坏人际关系，甚至引发犯罪行为。因此，学会合理地管理和表达愤怒情绪，对于个人幸福和社会和谐很重要。

（四）恐惧的表现

1. 生理表现：心跳加速，呼吸急促，出汗，颤抖。当恐惧情绪涌上心头时，心跳加速是最明显的表现之一，心跳会不由自主地加快，仿佛要从胸腔中跃出。同时，呼吸会变得急促，甚至可能出现窒息感，这是因为人们在紧张状态下需要大量的氧气来支持各种生理活动。手心和额头可能会冒出汗珠，紧张、恐惧或羞愧等情绪状态下，人体会分泌出大量的汗液，以调节体温和释放压力。这种生理反应在社交场合尤为常见，如面试、演讲或约会时，许多人都会因为紧张而出汗，这是身体试图通过排汗来调节紧张情绪。颤抖则是一种更为明显的恐惧情绪的生理反应。这种颤抖可能是肌肉紧张、神经兴奋或肾上腺素分泌过多所致，不仅影响个体的身体稳定性，还可能暴露其内心的脆弱和不安。

2. 心理表现：紧张、害怕、逃避。恐惧的心理表现常常以害怕和紧张的形式出现，通常伴随着一系列的心理活动。个体可能会反复思考潜在的威胁，担心最坏的结果发生，这种过度的担忧和焦虑会导致注意力难以集中，记忆力下降，可能会反复思考各种可能的结果和后果，以致无法作出决定。

3. 行为表现：回避行为。恐惧会导致人们采取一系列应对措施，尽量避免与恐惧源接触，以减少恐惧情绪的产生。当个体面临威胁或不确定性的情境时，逃避行为往往成为其自我保护的一种机制。例如，有恐高症的人其回避行为可能包括拒绝乘坐高楼电梯、避免攀登高处，甚至可能发展到连看到高楼或相关图片都会感到极度不安，从而尽量避免任何可能引发恐惧感的高空相关情境。这种回避行为不仅严重限制了人们的日常活动范围，还可能进一步加剧其恐惧心理，形成恶性循环，影响人们的心理健康和社会功能。

不良情绪的产生是一个复杂的过程，了解不良情绪的产生原因有助于我们更好地认识和处理不良情绪，采取有效的措施进行干预和调节。不良情绪是生活中不可避免的一部分，我们可以通过积极的心态和有效的行动来应对它们。医疗护理员需要时刻关注自己的情绪状态，及时发现并调整不良情绪，通过积极寻求帮助、学习情绪管理技巧、培养健康的生活方式等方法，可以很好地应对不良情绪的挑战，保持心理健康和积极向上的生活态度。

小贴士

不良情绪主要包括两种体现形式：持久性的消极情绪体现和过度性的情绪体现。不良情绪的产生可能受到多种因素的影响，如个人经历、性格特点、环境因素等。

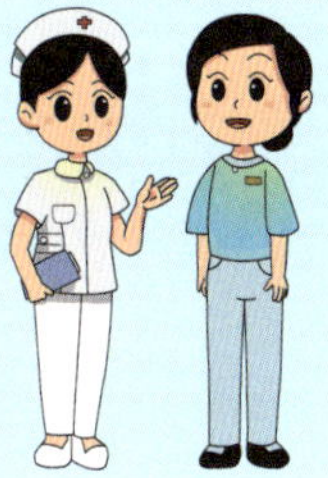

思考题

滨滨阿姨最近照护的桂爷爷病情发生变化，她很担心桂爷爷的身体状况，经常出现注意力不集中和记忆力下降的情况，有时会心跳加速和呼吸急促，甚至怀疑是自己没有做好照护服务才导致桂爷爷的病情变化。请问滨滨阿姨出现了哪种不良情绪？这种不良情绪有什么表现？

（陆梅春、杨昌婷）

第三节　暖心支招：如何化解患者的不良情绪

学习目标

（1）了解正确化解患者不良情绪的重要性。

（2）熟悉化解患者不良情绪的原则。

（3）掌握患者常见不良情绪的化解方法。

“气死我了！”这是人们常挂在嘴边的一句话。人真的能被气死吗？其实这是夸张的说法，但生气确实伤身。很多人久病之后，最先摧毁的是自己的情绪平衡能力，觉得一切都完蛋了，没有希望了，每天都在担忧疾病什么时候能结束。这些不良情绪对身体都没有好处。

本节将从化解患者不良情绪的重要性、原则以及一些常用方法，指导医疗护理员掌握患者不良情绪的化解技巧。

一、正确化解患者不良情绪的重要性

1. 减轻不良情绪的影响。通过帮助患者更好地处理不良情绪，减轻这些情绪对身体产生的负面影响，如睡眠不足、食欲不振、免疫力下降等。

2. 促进心理健康。有效的情绪管理可以帮助患者减轻心理压力，预防心理疾病的发生。

二、化解患者不良情绪的原则

医疗护理员要巧妙地化解患者的不良情绪，首先需要熟悉以下几个原则。

1. 耐心倾听。在人文关怀中，“听”比“说”更重要。倾听能帮助我们更好地了解对方。作为一个关怀者，只会一味地发表自己的见解，而不去了解对方的真实感受和需求，那就是自说自话的机器。而通过倾听，医疗护理员可以了解患者的困惑、需求和情感，这样才能更好地提供关怀和帮助，也能快速地跟患者建立信任。

2. 学会换位思考。换位思考是指医疗护理员在照顾患者的过程中，从患者的角度出发，设身处地考虑患者的感受和需求，以提供更加贴心、人性化的护理服务。在实际工作中，医疗护理员可以通过主动沟通，了解患者的需求、疑虑和感受，同时尊重患者的意愿和选择，尽量换位思考满足他们的需求。

3. 保持专业和礼貌。通过遵循专业标准、尊重患者和家属、使用礼貌用语和得体举止等策略，与患者建立良好的工作关系，为患者提供优质的护理服务。例如，在提供照护服务时，多关注细节，让患者感受到医疗护理员的用心；在交流时，主动介绍自己，让患者更容易产生信任。

三、患者常见不良情绪的化解方法

有时候疾病就像不请自来的“坏朋友”，给人们带来各种不愉快的情绪。下面列举了一些患者常见的不良情绪及其化解方法。

（一）抑郁情绪的化解

医疗护理员在工作中，可能会碰到一些情绪低落、兴趣减退、疲劳迟钝、悲观绝望、自怨自艾、心烦意乱、坐立不安、睡眠障碍的患者。这些患者可能出现了抑郁的症状，发生的原因与生理、心理、社会多种因素的综合作用有关，生活中的应激事件也可能会造成患者抑郁，如突发疾病、家庭变故打击等。

抑郁情绪对患者的影响很大，如果不处理好，甚至会导致自伤、自杀等严重不良事件。应对抑郁的方式包括进行放松训练、寻求支持、制订实际可行的目标等。医疗护理员可以尝试让患者深呼吸，避免过度用力或不当的呼吸方式，促进其身心放松；鼓励患者将痛苦说出来，或者帮助患者找个朋友聊聊天，倾吐心中的不快，关心、陪伴患者度过人生的低潮；如果患者正在经历重大的应激事件，如丧偶，更需要跟家属一起，使患者感受到温暖和支持，感受到家人的关爱和理解，过了应激期后，医疗护理员可以跟家属、患者一起制订每日、每周、每月情绪改善计划，了解患者的兴趣爱好，让其将注意力转移到兴趣爱好、大自然上，从而摆脱不良情绪。需要注意的是，医疗护理员必须尊重、理解患者，不可嘲笑患者，要保护患者的隐私，对患者告知的事保密，不可随意评价。此外，还需要在医生指导下，协助患者按时服用抗抑郁药物以改善症状，参加心理治疗，如认知行为疗法，帮助患者认识并纠正自身的错误观念以缓解情感症状、改善应对能力，让思维变得更加活跃，让心情重新明亮起来。

（二）愤怒情绪的化解

面对患者的愤怒，尤其是当这种愤怒源于信息不对等或沟通不畅时，医疗护理员需采取以下策略，以有效平息患者情绪，确保双方都能保持冷静。

1. 请求时间缓冲。“请给我一分钟的时间思考一下”，这样的表达既为医疗护理员争取了冷静分析的时间和空间，也让患者感受到被尊重和理解，有助于缓解此时的紧张气氛。

2. 倾听患者的心声。通过深呼吸来平复自己的情绪，让思维回归清晰，因为只有在平静的状态下，才能更有效地处理问题。医疗护理员应展现出真诚的倾听态度，让患者感受到被听见和理解。

3. 明确处理目标。即要使患者平静下来，为后续的理性对话打下基础。回避或逃避只会加剧患者的愤怒，因此医疗护理员需坚定地站在那里，以平和的态度面对。

4. 保持适当的距离。愤怒的人往往会不自觉地靠近，试图通过气势压倒对方。医疗护理员可以礼貌地请患者坐下，并为其递上一杯水，这样的小举动能有效缓和紧张的氛围。

5. 言语温和。医疗护理员应采用平静、温和的语气进行沟通，避免任何可能刺激患者情绪的激动言辞或高声喊叫的行为。温柔的回答是驱散愤怒的良药，它能让患者感受到关怀与理解，从而为后续的沟通奠定良好的基础。

（三）孤独情绪的化解

老年人往往患有慢性疾病及退行性病变，生活不能完全自理，又因子女不在身边或丧偶独居，或子女虽在身边，但工作繁忙而对老年人照顾不周，住院以后社交减少，愈加觉得孤独、无助。长期的孤独情绪会使患者丧失归属感和安全感，其心理更容易向消极方向发展。

1. 医疗护理员应积极与患者沟通，询问患者孤独的原因，了解患者的兴趣爱好、价值观念，从而掌握患者的需求、心理动态，更好地进行个性化照护。在这个过程中，医疗护理员要以温柔的话语取得患者的信任，还可以鼓励患者尝试参加一些社交活动，扩大自己的社交圈子；与家属一起做好情感支持，可以在患者生日、节假日等特殊日子，为患者安排一些活动，如生日会、重阳节敬老活动等，邀请患者的朋友、病友参加，陪伴鼓励患者，营造团体氛围，减缓患者的孤独感，使其获得社会支持和帮助。

2. 当患者对疾病和治疗过程感到困惑和不知所措时，有效的应对策略之一是主动获取信息。医疗护理员可以陪伴患者一起与医生、护士进行交流，了解治疗方案的细节和风险。同时，也可以寻找一些可靠的健康资讯或加入互助团体，与其他有相似照护经历的人交流，从他们的经验中获得启发。

（四）内疚情绪的化解

患者常常感到内疚，这是由于他们无法过上正常的生活，甚至无法进行日常的自我照顾，认为自己的病情对他人产生了负面影响，拖累了家人。有时还会为了避免给他人带来困扰，选择隐藏自己的病情，假装过得很好，无法真实表达自己的情感。医疗护理员可以采取一系列措施来帮助患者缓解这种负面情绪。

1. 建立信任关系，了解内疚的原因。医疗护理员需要通过积极倾听、真诚关心和耐心解释，让患者感受到被理解和支持，建立彼此的信任，有助于患者更开放地表达自己的感受。再与患者深入交流，了解他们内疚的原因，从而有针对性地提供帮助。

2. 提供心理支持。医疗护理员需帮助患者认识到内疚情绪是正常的，疾病和治疗结果是多种因素综合作用的结果，而不是完全由患者自己造成的，以减轻患者的内疚感；鼓励患者倾诉内心的感受，并告知其过度内疚会阻碍康复进程；鼓励患者以积极的心态面对疾病和治疗，关注自己的康复进展，而不是过分关注过去的错误或遗憾。

（五）恐惧情绪的化解

患者由于遭遇过某种事情而过度害怕，或患有一些心理疾病，会出现紧张、恐惧，同时伴有心慌、胃肠道不适、出汗、坐立不安、搓手顿足等表现。另外，一些疾病如心律失常，也会导致患者出现紧张及恐惧感，担心自己有生命危险。

1. 医疗护理员应鼓励患者说出恐惧的原因，如患者因为夜里关灯后太黑而害怕，可以为其留一盏小夜灯；如因为心理疾病而恐惧，可以尝试教患者一些放松技巧，如深呼吸、冥想或渐进性肌肉松弛等，以缓解身体的紧张感。

2. 医疗护理员也可以帮助患者寻求心理支持。如患者因为疾病而恐惧，就陪伴患者一起，积极配合医生的治疗，同时做好情感支持；如果是患者性格内向、敏感、自卑引起的恐惧，则需要在日常工作中多鼓励患者说话，表达自己的真实想法，多肯定、表扬患者，帮助患者寻找自我价值和信心。

总之，患者面对疾病时的不良情绪是多种多样的，医疗护理员应该帮助患者保持积极的心态，学会应对这些不良情绪，传达给患者一个明确的信息：“你不是一个人在战斗，身边有很多人都在关心和支持你。加油，你一定能够战胜疾病，重新找回健康和快乐生活。”

小贴士

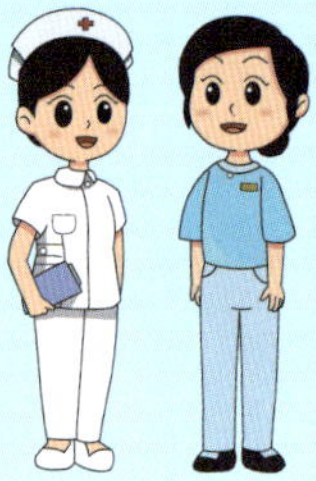

住院患者往往伴随着抑郁、孤独、愤怒、内疚、恐惧等不良情绪，如果不加以引导、治疗，将对患者产生严重的不良影响。医疗护理员可以通过良好的沟通技巧、专业和热情的服务，与患者建立信任关系，运用各种策略，帮助患者走出不良情绪。

思考题

面对正处于愤怒的患者，医疗护理员如何有效应对？

（钟金梅、翟婉春）

第四节　关爱医疗护理员：别让不良情绪控制你

学习目标

（1）了解影响医疗护理员情绪的因素。

（2）熟悉医疗护理员调节情绪的方法。

（3）掌握医疗护理员常见不良情绪及应对方法。

每个人都会有情绪。当事情顺利完成的时候，当需求得到满足的时候，就会产生开心、兴奋等正面情绪；而当目标没有实现的时候，当受到伤害的时候，就会产生伤心、悲愤等负面情绪。

医疗护理员作为医疗团队中不可或缺的一员，工作涉及患者的生命安全和身心健康，承担着巨大的责任和压力。相关统计数据显示，情绪问题已成为多数医疗护理员面临的挑战，超过 80% 的医疗护理员在工作中经常感受到不同程度的情绪压力。这种普遍性不仅反映了照护工作的特殊性，也揭示了医疗护理员在应对工作压力和情绪挑战时所面临的困境。

本节将带领医疗护理员了解自己的情绪，学会如何采取有效措施缓解情绪压力，提高工作质量和效率，从而更好地为患者提供优质的照护服务。

一、影响医疗护理员情绪的因素

1. 工作环境。医院这个特殊的工作环境会对医疗护理员的情绪产生影响，仪器报警的声音、消毒水的气味、彻夜不眠的灯光，都可能会让他们感到不适应。另外，看着无数人在医院上演悲欢离合，对医疗护理员来说也是一种情绪的刺激。

2. 工作压力。医疗护理员每天需要面对患者的多样需求和突发状况，时刻保持高度紧张状态。繁重的工作任务、长时间的工作以及对专业技能的极高要求，都使他们承受着身心的双重压力。同时，他们与患者及家属的沟通也常带来情感上的挑战，需要耐心、细心地应对各种情绪和需求。

3. 生活压力。医疗护理员也有自己的生活，他们可能会因为家庭问题、经济问题或者情感问题而感到烦恼和焦虑。

二、医疗护理员调节情绪的方法

当医疗护理员感到紧张、焦虑、疲惫时，可以通过以下几种方法来调节自己，缓解压力，脱离不良情绪的困扰。

（一）寻求倾诉和理解

医疗护理员不仅要应对日常繁重的照护任务，还需承受患者与家属情绪的波动。适时地倾诉，为心灵打开一扇窗，让积蓄的压力与困惑得以释放。可以与亲朋好友或同事分享工作的点滴与感受，你会发现原来自己并不孤独，身边有许多人在默默地给予支持。

倾诉不仅能够舒缓压力，更能激发医疗护理员对工作的热情与动力。当医疗护理员感受到有人愿意倾听自己的经历、理解自己的辛劳时，就会意识到自己的工作愈发充满意义。倾诉是让心灵得到释放与滋养的良药，它能让医疗护理员的工作热情更加高涨，精力更加充沛。倾诉以获得理解，不仅可以减轻压力，还可以自我成长与提升。通过倾诉，医疗护理员能更深刻地洞察自己的内心世界，发现自身的闪光点与不足之处，进而调整心态，优化行为。这一自我认知与成长的过程，会使医疗护理员变得更加成熟自信，以更加从容的姿态应对工作中的种种挑战。

（二）掌握正性解压的方法

正性解压指的是采用一系列积极正面的方法来缓解压力、放松身心，进而提升个人的幸福感与生活质量。以下方法可以帮助医疗护理员培养积极心态，提升抗压能力，促进身心健康发展。

1. 学会自我肯定。“医疗护理员的工作至关重要，每天都在关怀与帮助他人，真是了不起！”这样的自我认可与鼓励，可以成为医疗护理员解压的动力源泉。

2. 积极寻求支持。家人和朋友的理解与支持，对医疗护理员来说很重要。多与他们沟通交流，分享工作中的压力与困扰，这同样是一种行之有效的解压方式。

3. 注重劳逸结合。即便工作再繁忙，也别忘了适时休息。确保充足的睡眠，保持良好的睡眠质量，同样是解压的重要途径。在紧张的工作之余，医疗护理员也应享受片刻的宁静与惬意。

4. 调整心态。保持乐观积极的心态是解压的关键所在。无论遭遇何种困难，都要努力保持开朗与乐观。深呼吸与冥想是非常实用的放松技巧，它们能帮助医疗护理员轻松应对工作中的各种挑战。

5. 相互扶持。与其他医疗护理员分享彼此的经验与感受，相互陪伴与支持。在团队的力量下，医疗护理员会变得更加坚强与勇敢，共同克服工作中的重重困难。

6. 展望未来。在迷茫时刻，不妨回头看看自己走过的路，不忘初心，牢记梦想与追求。相信自己的未来定将更加光明与美好，这份信念将成为医疗护理员不断前行的动力。

（三）寻求专业的心理援助

医疗护理员在悉心照料患者的同时，也别忘了关注自己的心理状态。偶尔感到压力大、情绪低落，这些都是人之常情。但请铭记，你并不孤单，无须苦恼或独自承受。不妨寻求心理专家的帮助，与他们倾诉心声。心理专家将协助医疗护理员清晰认识自己的情绪，提供必要的支持、指导与建议，帮助医疗护理员妥善处理情感问题，减轻压力，增强应对能力，使医疗护理员更加从容地面对各种压力与挑战，进而提高工作满意度，提升生活质量，促进医疗护理员的个人成长与职业发展。

三、医疗护理员常见不良情绪及应对方法

（一）抑郁情绪的应对方法

1. 学会聆听自我。当心情略显低落时，不妨寻觅一处静谧之地，静心聆听自己内心的声音。唯有找到问题的症结，方能有的放矢。

2. 寻找倾诉对象。与同事、朋友或家人分享感受，他们或许能提供实用的建议，倾诉之后心情会豁然开朗。

3. 掌握自我调节的方法。例如，通过运动来释放压力，用音乐来放松心情，也可以尝试一下冥想、深呼吸等技巧，以舒缓情绪。

4. 改善工作环境。若觉得工作环境过于压抑，不妨与团队携手，共同探索改善之道。一个舒适的工作环境能让人心情愉悦，提升效率。

5. 培养乐观、积极的心态。照顾好自己，确保饮食均衡、睡眠充足，保持身体健康。合理安排工作与休息时间，避免过度劳累。

6. 奖励自己。每当完成一项任务或面临挑战时，不妨给自己一点小小的奖励，如奖励一块糖果、一首喜爱的歌曲或一个短暂的休憩时光。这些微小的奖励能让医疗护理员感受到认可与鼓励，有助于缓解抑郁情绪，提升工作动力。

（二）愤怒情绪的管理与控制

1. 识别愤怒源头。医疗护理员应学会辨识那些愤怒触发点，即引发愤怒的原因。是不是与患者、家属的沟通障碍，或是工作负担过重而感到怒火中烧？明确这些触发点，有助于了解自己的情绪模式和思维方式，从而找到有效的情绪控制方法，并找到解决问题的策略。

2. 稳住情绪。当愤怒情绪涌上心头时，首要任务是稳住情绪。告诉自己先冷静两分钟，切勿急于发泄或与人争执。接下来，评估触发愤怒事件的严重性，寻找合理的解释和替代性思维，以减少愤怒情绪的产生和持续。

3. 掌握情绪调节技巧。如深呼吸、适度运动等，这些都能有效缓解愤怒，促进身心平衡。此外，还可以运用一些心理策略和技巧来处理愤怒情绪，如情绪转移、幽默化处理等，以减轻愤怒的影响，避免负面情绪的积累。

4. 合理安排工作与休息。保持身心健康是更好地照顾患者的前提。保持乐观心态，看到患者康复、团队合作顺畅，会让医疗护理员的工作充满意义。保持这种乐观心态，愤怒情绪自然会远离。

值得注意的是，每个人对愤怒情绪的控制方法有所不同，需根据个人情况选择适合的方法，并给自己足够的时间和空间来适应和调整情绪。若愤怒情绪持续存在且难以自控，建议寻求专业心理咨询师或医生的帮助。另外，愤怒情绪也可视为一种有用的能量，它能激发人们采取行动解决问题或改变现状。当学会控制和管理愤怒情绪时，便能将其转化为积极动力，推动自己不断前进。

（三）麻木情绪的觉醒与调整

有时候，医疗护理员可能会因工作的重复性和压力的沉重而感到麻木，仿佛自己变成了一台永不停歇的机器，失去了昔日的热情与活力。但别担心，这是一种常见的情绪反应，关键在于要学会察觉并及时调整。

1. 精神压力过大可能会影响到大脑皮层神经元等组织，干扰神经递质的传递，进而引发情绪麻木等症状。此时，医疗护理员应确保充足的休息，适当放松可以有效缓解这些症状。

2. 长时间的体力劳动容易导致身体过度劳累，大脑缺氧，从而出现身体不适和情绪麻木的情况。通过增加休息时间和进行适量的运动，可以改善这一状况。

3. 自主神经功能紊乱通常是长期精神过度紧张或心理压力过大等导致的神经功能异常，可能会引发情绪异常和麻木等症状。保持良好的心态，并遵医嘱服药，有助于恢复神经功能。

（四）孤独情绪的克服

医疗护理员肩负着照护患者的使命与责任，穿梭于医院的各个地方，为患者送去温暖与关怀。然而，这份沉重的责任有时也让医疗护理员倍感压力与孤独。摆脱孤独情绪有以下几种方法。

1. 尝试构建一个“情感加油站”。与那些理解你、支持你的同事或好友分享你的故事与感受。这样的交流会让你感到自己并不孤单，背后有一个强大的团队在默默支持你。

2. 给自己留出一些休闲娱乐的时间。比如参加志愿服务活动，结识志同道合的朋友，一起为公益事业贡献自己的力量。这样的活动不仅能让你放松身心，还能培养新的兴趣爱好，丰富你的生活。

3. 培养一些个人爱好。无论是画画、写作还是运动，这些爱好都能让你在工作之余找到属于自己的小天地，沉浸在自己喜欢的领域中，从而感受到自我价值的提升与成就感。

4. 寻求专业心理咨询师的帮助。通过与他们的交流，你能更好地了解自己，找到克服孤独情绪的方法，重新找回快乐与自信。

5. 与患者建立深入的联系。通过与患者互动，能够建立起一种特殊的情感纽带，让彼此的生活都变得更加充实与美好。

医疗护理员是一种特殊的职业，他们不仅要照顾好患者，还要呵护好自己。注意自己的身心变化，了解并管理好自己的情绪尤为重要。如果医疗护理员在照护工作中出现身体上的异常表现或心理上的抑郁、焦虑、绝望等负面情绪，不妨运用上述方法来调整自己，保持身心健康。

小贴士

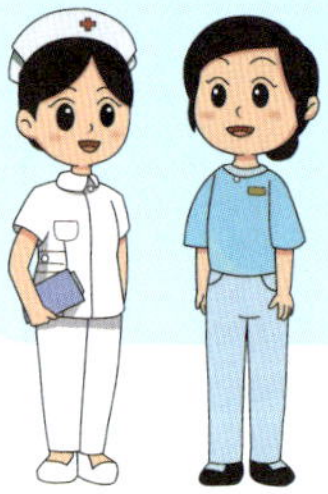

在接受心理援助治疗过程中，要保持开放和积极的心态，不要害怕分享自己的感受和问题。心理专家会尊重每个人的隐私，帮助人们建立信任。

思考题

医疗护理员自我调节情绪的小技巧有哪些？

（钟金梅、翟婉春）

第五节　睡得更好：掌握情绪与睡眠的“调节器”

学习目标

（1）了解情绪与睡眠的关系。

（2）熟悉情绪影响睡眠的原因。

（3）掌握改善睡眠质量与情绪状态的方法。

医疗护理员的工作既繁忙又琐碎，不仅要照料患者的日常生活，还要关注患者的心理需求。当医疗护理员的情绪出现波动时，睡眠质量往往会受到影响；反之，睡眠的好坏也会直接反映在情绪状态上。充足的睡眠能让医疗护理员在次日醒来时精力充沛、心情愉悦；睡眠不足或质量欠佳则可能引发情绪低落、易怒易躁，不仅影响工作效率，还可能给人际关系和职业发展带来不利影响。

因此，医疗护理员有必要深刻理解情绪与睡眠之间的紧密联系，积极探索如何通过改善睡眠来优化情绪，或是通过调节情绪来提升睡眠质量，从而更好地照顾自己的身心健康。

一、睡眠是情绪的“调节器”

睡眠如同一个宁静的港湾，让人们得以从白天纷扰繁杂的世界中抽身，进行休整与充电，为第二天的重新起航蓄满能量。优质的睡眠对于稳定情绪至关重要，它能将冲动转变为理智，将消极转变为积极。

科学研究证实，充足的睡眠能够促进大脑内神经递质的平衡，而这些神经递质对人们的情绪状态具有重要影响。当睡眠不足时，大脑中的压力激素会增多，使人更容易陷入焦虑、易怒和低落的境地；相反，充足的睡眠则能有效减少这些负面情绪的产生，让人保持更加平稳和愉悦的心态。此外，睡眠还能帮助人们缓解压力所带来的身体反应，比如肌肉紧张、心率加速等，进而减轻心理负担。

情绪的稳定与工作、学习、生活以及交际活动紧密相连。医疗护理员每天都需要应对诸多日常事务，如在规定时间内完成患者的照护工作，与患者、医护人员以及家属进行沟通等。低质量的睡眠不仅会扰乱情绪、削弱思考能力，还会对日常活动造成负面影响。

二、情绪影响睡眠的原因

（一）积极情绪是睡眠的“小卫士”

1. 缓解焦虑与压力。积极情绪能够帮助医疗护理员减轻工作和生活中的焦虑及压力，使其身心放松，特别是在睡前。一个放松的身体和平静的心态，是进入深度睡眠的关键要素。

2. 给予正面的心理暗示。保持积极心态，通过心理暗示来减轻对睡眠的担忧。例如，相信自己能够获得好睡眠，有助于缓解入睡前的紧张和焦虑情绪。

3. 提升睡眠质量。积极情绪能够改善睡眠结构，减少夜间醒来的次数，并增加深度睡眠的时长，从而提高整体的睡眠质量。此外，积极的情绪状态还能降低觉醒阈值，使人们在睡眠中对外界刺激的反应减弱，减少夜间醒来的可能性。

4. 养成更好的睡眠习惯。积极情绪通常与更好的生活习惯和自我调节能力密切相关。例如，保持规律的作息时间、健康的饮食习惯以及适量的运动，这些都有助于改善睡眠质量。同时，在面对睡眠干扰时，积极情绪还能帮助人们保持冷静，从而采取有效的应对策略。

（二）不良情绪是睡眠的“摧毁者”

1. 不良情绪如焦虑、紧张、抑郁等对睡眠有显著影响。当人们处于焦虑或紧张状态时，往往难以放松，从而导致入睡困难。此外，焦虑还可能导致夜间频繁醒来或早上过早醒来，醒来时感到疲劳和睡眠不足，进而减少总体睡眠时间并降低睡眠质量。情绪障碍不仅影响情绪状态，还常常伴随着睡眠问题。这些问题可能需要通过专业的心理治疗或药物治疗来解决。

2. 情绪波动可能导致睡眠模式变得不规律，如晚上熬夜、白天打盹。这种不规律的睡眠模式会干扰正常的生物钟，进而降低睡眠质量。另外，不良的生活习惯，如晚上摄入咖啡因或酒精、长时间使用电子设备等，也可能与情绪波动相关，从而进一步影响睡眠质量。

3. 长期的压力和担忧会激活身体的应激反应，提高皮质醇等应激激素的水平。这些激素会干扰睡眠，特别是深度睡眠阶段，导致睡眠质量下降。

三、睡眠影响情绪的真相

（一）睡眠不足会增加压力感

睡眠不足时，人们往往会出现情绪低落、思维迟缓以及记忆力下降的情况。这些都是身体发出的警告信号，提示我们需要更多的休息与放松。然而，在医疗团队中，医疗护理员经常牺牲睡眠时间，甚至进行 24 小时不间断的照护，这种睡眠不足的状态会无形中增加他们的压力。

（二）睡眠不足会损害注意力

睡眠过程中，大脑会进行信息的整合与记忆的巩固。睡眠不足会干扰这一过程，导致人们在清醒状态下难以集中注意力。在处理工作或学习时，他们可能会感到疲惫不堪，无法专注，这不仅降低了工作效率，还对记忆能力产生了负面影响，使学习新知识或回忆已学内容变得更加困难。

（三）睡眠不足会削弱同理心

同理心是理解他人感受、想法和经历的能力。睡眠不足会削弱人们准确感知他人情绪的能力。当医疗护理员睡眠不足时，他们可能难以从患者的角度出发看问题，也很难理解患者的感受，从而影响与患者的有效沟通。

（四）睡眠不足会影响判断力

判断力是一种需要充分理解和分析信息后作出合理决策的能力。然而，睡眠不足会削弱人的认知能力，使人难以对信息进行深入分析和评估。因此，在面对患者重大的病情变化时，睡眠不足的医疗护理员可能会作出错误的判断，未能及时告知医生或护士，甚至可能导致严重后果。

（五）睡眠不足易导致冲动决定

人们在缺乏充分思考和评估的情况下通常会作出冲动的决定，而睡眠不足正是引发这种情况的重要因素之一。当医疗护理员睡眠不足时，面对诱惑或挑战，他们可能会因缺乏耐心和冷静而作出冲动的决定。这些未经深思熟虑的决定往往会对他们的生活和工作产生负面影响。

（六）睡眠不足会加剧情绪问题

睡眠不足会导致情绪不稳定，容易出现焦虑、烦躁等负面情绪。这些情绪问题不仅影响医疗护理员的心理健康，还可能破坏他们与患者、家属之间的关系。在睡眠不足的状态下，医疗护理员可能会因情绪波动而与患者、家属发生争执或冲突，进一步加剧情绪问题的严重性。

四、改善睡眠质量与情绪状态，让睡眠成为情绪的“守护者”

1. 养成规律的作息习惯。医疗护理员可结合患者状况制定作息时间表，在患者病情允许的情况下，尽量每天保持相同的入睡和起床时间，以调整生物钟，使身体适应稳定的睡眠模式。

2. 优化睡眠环境。确保病房安静、凉爽且舒适，可拉上窗帘，调节空调至适宜温度，并视情况使用空气净化器或加湿器来改善环境。

3. 避免睡前刺激活动。睡前不宜看恐怖电影、玩电子游戏或进行剧烈运动等刺激性活动。相反，可与患者一同参与放松的活动，如阅读、泡热水澡。

4. 控制饮食摄入。睡前应避免摄入咖啡因、糖分和酒精。同时，晚餐不宜过饱，以免消化不良影响睡眠。

5. 放松心情状态。尝试进行深呼吸、冥想或瑜伽等放松练习，有助于减轻压力和焦虑，使身心达到平静状态。

6. 适当运动锻炼。可与患者一起定期进行适量运动，如散步、打八段锦等，这有助于提高睡眠质量。但需注意避免在睡前进行剧烈运动。

7. 限制使用电子设备。睡前应避免使用电子设备，因为屏幕发出的蓝光会干扰褪黑素的分泌，从而影响睡眠。

8. 建立睡前仪式。为自己设定一个睡前仪式，如喝一杯热牛奶、阅读几分钟或进行深呼吸练习，以帮助身体和心理逐渐进入睡眠状态。

9. 寻求专业帮助。若尝试上述方法后仍无法改善睡眠，建议咨询医生，以获取更专业的建议和治疗方案。

良好的情绪状态有助于提高睡眠质量，而充足的睡眠又有助于保持情绪稳定。因此，关注自己的情绪变化，并积极采取有效的措施来改善睡眠质量，对于维护身心健康至关重要。然而，情绪与睡眠的关系远比这更复杂，每个人的情绪体验和睡眠需求都是独特的，需要根据自己的实际情况来调整情绪管理和睡眠策略。

小贴士

关注自己的情绪与睡眠，努力营造一个健康、和谐的生活环境，以拥有更加美好的情绪状态和更加优质的睡眠质量。

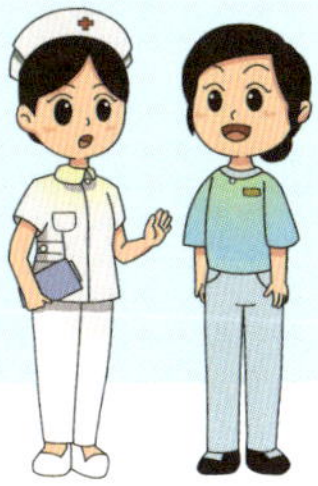

思考题

滨滨阿姨最近休息不好，导致精神不集中，记忆力下降，甚至情绪低落，她应该怎样改善自己的睡眠情况和情绪状态呢？

（符茜茜、尧春莉、白玉秀）

第三章

从心出发：让沟通成为一种照护方法

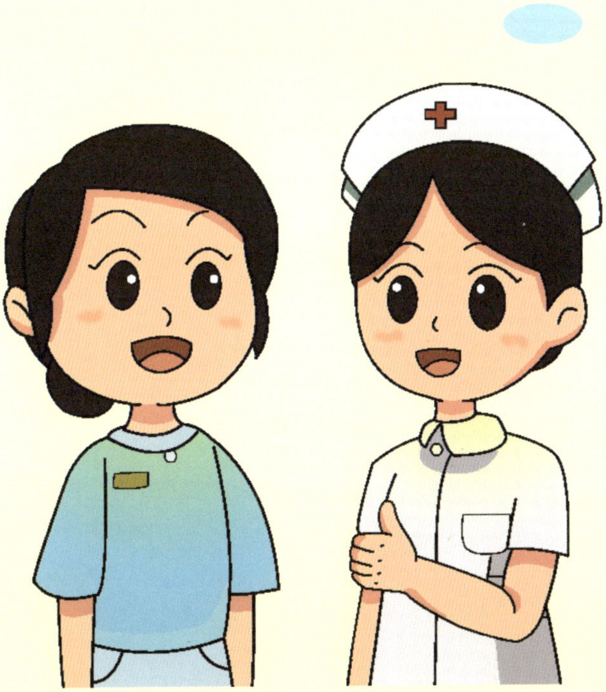

扫码获取更多资源

在繁忙而紧张的医疗照护环境中，医疗护理员与患者、家属及医疗团队成员之间的沟通构成了医疗服务的核心基础。沟通环节不仅能够保障医疗流程的顺畅，还直接影响患者的治疗效果、满意度，以及医疗团队整体协作的效率。因此，医疗护理员必须高度重视沟通技巧的锤炼与提升，确保与患者、家属以及医疗团队成员之间实现高效、顺畅的沟通，从而为患者提供更加卓越的护理服务。

沟通是一个永无止境的学习与实践过程，它要求医疗护理员持续不断地付出努力，精益求精。

第一节　医疗护理员与患者关系的建立

学习目标

（1）了解关系建立的起点。

（2）熟悉关系建立的基础。

（3）掌握关系建立的方法。

在医疗服务体系中，医疗护理员与患者之间关系的构建占据着举足轻重的地位。一段和谐的关系不仅能显著提升患者的满意度与信任感，还能对患者的康复进程及治疗效果产生积极影响。

这种关系的建立始于护患双方的初次会面。在这一过程中，医疗护理员需展现出高度的专业性、满腔的热情以及足够的耐心，以此赢得患者的信赖与合作，为后续的护理工作奠定坚实的基础。值得强调的是，医疗护理员与患者之间的关系并非一成不变，而是一个不断演进、逐步深化的过程。在患者住院治疗期间，医疗护理员应借助日常的悉心照料及与患者的深入交流，持续巩固并加强这一宝贵的关系纽带。

一、共情——关系建立的起点

(一) 共情的概念

共情，这个概念源于古希腊哲学中的“共感”理念，可翻译为“同感”“共感”“投情”“同理心”“感情移入”等。共情是指人们能够设身处地理解他人，并营造一种互动的交流氛围，使求助者感到被理解和不再孤独的心理现象。共情是一种能力，也是一种情感，它使人们能够理解和感受他人的情感、需求和感受，并以此为基础来进行适当的行动或反馈。它有助于促进人与人之间的沟通、理解和信任，是建立良好人际关系的关键。

(二) 共情的作用

下面来看一个案例：

患者桂奶奶，60 岁，一次不幸意外导致左小腿骨折，面临漫长的康复之路。这段时间，桂奶奶情绪持续低落，对未来充满了迷茫与绝望。医疗护理员滨滨阿姨经常与桂奶奶亲切交谈，分享生活点滴，逐渐在彼此之间建立起了一座信任的桥梁。在一次聊天中，桂奶奶吐露心声：“我真的好害怕，担心自己再也无法恢复到往日的状态，无法独立行走，更无法陪伴心爱的孙女嬉戏玩耍了。”滨滨阿姨紧紧握住桂奶奶的手，温柔而坚定地说：“我完全能理解您此刻的心情，突如其来的意外给您带来了身体上的重创，这确实让人难以接受。”接着，滨滨阿姨分享了自己在护理患者过程中的宝贵经验和成功案例，为桂奶奶点亮了一盏希望之灯。在后续的护理过程中，滨滨阿姨不仅悉心关注桂奶奶的身体康复情况，更是时刻留意着桂奶奶的情绪波动，她总能站在桂奶奶的角度，给予最及时的鼓励与支持。同时，滨滨阿姨还特意联系桂奶奶的孙女，让她多来医院探望，这份来自家人的温暖与关爱，让桂奶奶感受到了心灵的慰藉。在滨滨阿姨的悉心照料下，桂奶奶的心态逐渐发生转变，她开始积极配合治疗，身体状况也有了显著改善，更重要的是，她重新找回了对生活的信心和勇气。

这个案例深刻诠释了医疗护理员与患者共情的重要性。通过深入患者的内心世界，理解他们的担忧与恐惧，医疗护理员能够提供更加贴心、有效的护理服务。同时，这种共情也极大地促进了护患之间的信任关系，从而提高患者的满意度和治疗效果。

二、尊重个体差异——关系建立的前提

个体差异指每位患者在生理结构、心理状态、社会环境、文化背景、个人偏好及需求等方面所存在的独特性。充分尊重并考量这些差异，能为患者提供更具个性化、精确且高效的护理服务。

1. 体质差异。每位患者的身体状况与生理特征不尽相同。即便是相同的病症，在不同患者身上也可能展现出截然不同的症状。举例来说，某些患者对特定药物产生过敏反应，而另一些患者则能良好耐受。

2. 生活方式差异。生活方式同样对患者的疾病与治疗产生影响，它涵盖饮食、运动、睡眠等多个方面。部分患者可能存在不良生活习惯，如长期熬夜、过度饮食等，这些因素均可加剧病情或削弱治疗效果。

3. 个人信仰与文化背景差异。患者可能源自不同的文化土壤，拥有各异的宗教信仰与习俗。在提供护理服务时，医疗护理员应给予充分的尊重与理解。例如，需考虑到患者的宗教仪式、饮食禁忌及重要节日等，以确保所提供的服务能够契合患者的期待与信仰。

以桂奶奶为例，这位来自北方的患者现跟随在南方定居的儿子生活。南北文化的差异使她在生活习惯上有所不同，如不习惯每天沐浴，更偏爱面食等。医疗护理员在面对此类情况时，应充分尊重患者的习惯，不强行要求她改变，而是通过耐心解释，使桂奶奶逐渐认识到某些习惯（如饮食过咸）可能对健康造成的不良影响，并引导她逐步调整，以改善生活习惯，促进身体康复。

三、信任与沟通——关系建立的基础

医疗护理员与患者间建立起的信任与尊重，对于提升护理服务质量及患者治疗效果具有重要意义。

1. 显著增强患者的治疗依从性。当患者对医疗护理员充满信任时，他们更乐于积极参与治疗计划，严格遵循医疗建议与指导。这种高度的合作性，对于患者的康复进程及最终治疗效果而言至关重要。

2. 促进双方之间的顺畅沟通。信任为开放、坦诚的交流奠定了坚实基础。患者因此更愿意坦诚地表达内心的疑虑、担忧及需求，而医疗护理员也能更准确地把握患者的真实需求与期望，进而提供更加贴心、精准的护理服务。

3. 提升患者的心理舒适度。身处医疗环境之中，患者难免会感到焦虑或恐惧。而医疗护理员与患者间建立的深厚信任，恰如一抹温暖的阳光，为患者带来心理上的慰藉与支持，有效减轻他们的焦虑情绪，提升整体治疗效果。

4. 有助于患者的康复。一个充满信任与尊重的医疗环境，能够让患者身心放松，更加从容地面对疾病与治疗过程中的种种挑战。这种积极的心态，无疑将大大促进患者的康复。

5. 塑造医疗护理员良好的职业形象。医疗护理员作为医疗服务团队中的关键一员，与患者的每一次互动，都是医疗机构形象的生动展现。他们以专业、尊重的态度对待每一位患者，不仅赢得了患者的衷心赞誉，而且提升了医疗机构的整体声誉与患者的满意度。

四、情感支持和倾听——关系建立的方法

医疗护理员不仅要密切关注患者的生理状况，还要深入体察患者的情感诉求。

1. 展现同理心。医疗护理员应努力走进患者的内心世界，理解他们的感受，并通过表达同理心来传递温暖与支持。比如，当患者流露出焦虑或不安时，医疗护理员可以温柔地说："我能理解您现在的恐惧，我会一直在这里陪着您。"

2. 积极倾听。倾听是情感支持的核心。医疗护理员需全神贯注地倾听患者的每一句话，避免打断或评判。通过点头、微笑或简单的肯定语（如"嗯""我懂了"）来表明自己的用心倾听与理解。

3. 鼓励表达。医疗护理员应鼓励患者畅所欲言，分享他们的感受与需求。可以通过提出开放式问题、分享相似经历或给予积极反馈来实现。例如，医疗护理员可以轻声询问："您现在感觉怎么样？""有什么我可以为您做的吗？"

4. 提供安慰。在患者感到不安或恐惧时，医疗护理员可以说："别担心，我会陪您一起渡过难关。"

5. 尊重隐私。尊重患者的隐私是建立信任关系的基石。医疗护理员应在适当的场合与时间进行沟通，避免触及敏感话题，保护患者的隐私。

6. 寻求协助。当医疗护理员感到难以独自应对患者的情感需求时，应及时

向同事或医护人员求助。这不仅有助于患者获得更全面的支持，也能帮助医疗护理员保持自身的情感平衡。

这些方法有助于医疗护理员与患者建立深厚的信任关系，更能让每一位患者在春风般的关怀中早日康复，重获健康与快乐。

小贴士

医疗护理员与患者关系的建立并非一蹴而就的，需要用耐心和爱心，陪伴患者渡过每一个难关，去见证他们康复的喜悦。医疗护理员要以专业的态度和贴心的服务，去赢得患者的信任。

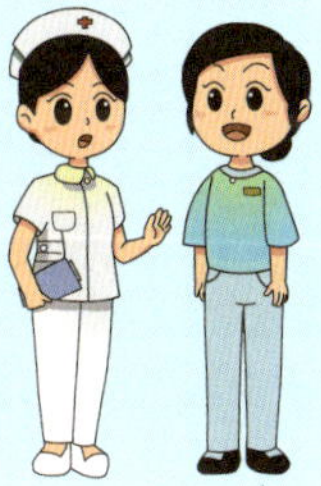

思考题

滨滨阿姨最近照顾新入院的桂爷爷。桂爷爷由于长期患病，家属在外地，心理压力大，情绪不稳定，对滨滨阿姨不信任。请问滨滨阿姨该怎样做才能与桂爷爷建立良好的关系呢？

（李莉萍、翟婉春）

第二节　医疗护理员同理心和团队合作能力的培养

学习目标

（1）了解同理心和团队合作的概念。

（2）熟悉医疗护理员团队合作的方法。

（3）掌握医疗护理员培养同理心的方法。

医疗护理员在医疗体系中扮演着举足轻重的角色，他们不仅为患者提供情感支持、生活照料，还协助医疗团队开展工作，对患者的康复起着重要的促进作用。然而，医疗护理员也面临着不小的压力和挑战，尤其是如何与医疗团队及患者实现有效的沟通。这就要求医疗护理员不断学习并提升同理心及团队合作等关键能力。

一、同理心

同理心，是一种站在他人角度，深入理解对方的内心感受，并将这种理解传达给对方的沟通交流方式。它要求我们将心比心、感同身受，设身处地体会他人的情绪、情感和处境，进而产生共鸣。在人际交往中，同理心是一项极为重要的技能，它有助于我们更准确地把握他人的感受与需求，从而建立起更为深厚的情感联系。

（一）医疗护理员培养同理心的重要意义

同理心的培养对于提升护理服务质量至关重要。具备同理心的医疗护理员能够更深入地理解患者的感受与需求，进而提供更加贴心、人性化的护理与支持。这种具备同理心的护理模式，不仅能激发医疗护理员的工作热情，还能显著提升工作效率和患者满意度。

通过深入理解和体验患者的情感与经历，医疗护理员能够拓宽自身的视野和认知，从而更全面地认识自己和周围的世界。这种成长与蜕变，对于医疗护理员的心理健康和增强幸福感具有深远的积极意义。

（二）医疗护理员培养同理心的方法

同理心是医疗护理员不可或缺的核心能力，它要求医疗护理员深入理解患者的感受与需求，并给予恰当的关怀与支持。

1. 倾听为先。倾听是同理心的基石。当患者状态不佳时，医疗护理员应成为耐心的倾听者，用温和的态度倾听患者的诉说。通过点头、眼神交流等方式表明自己在认真听，避免打断、妄加评论或急于给出建议。

2. 细致观察。关注患者的非言语信息，如面部表情、肢体动作等，这些往往是患者内心真实感受的反映。保持开放与尊重，避免过早下结论或提供解决方案。

3. 情感共鸣。设身处地考虑患者的处境，尝试从患者的视角看问题，深入理解其情感状态，并产生情感共鸣。保持敏感与善良，对患者的痛苦与困境给予充分的同情与关注。

4. 有效表达。良好的沟通是同理心传递的关键。医疗护理员应使用简洁明了的语言与患者交流，避免使用专业术语。同时，要密切关注患者的反馈，灵活调整沟通方式，确保信息准确传达。

5. 避免评判。评判是同理心的障碍。即使对患者的观点持有异议，也应保持开放与非评判的态度。使用如“我理解您的感受”或“那一定很不容易”等表达，来认可患者的情绪。

6. 深入提问。通过开放式问题来引导患者进一步分享经历与感受，如“那对您意味着什么？”或“您当时是怎么想的？”这有助于促进更深层次的对话。

7. 适度分享。在恰当的时机，分享个人相关经历可以拉近与患者的距离，但务必确保这是为了支持患者，而非转移话题。

8. 培养耐心。将同理心融入日常生活，无论是家庭、工作还是社交场合。实践是提高技能的最佳途径，同理心的培养需要时间与耐心，应持续练习与反思。

9. 自我反思与关怀。定期回顾自己的同理心实践，思考哪些方法奏效，哪些需要改进。同时，自我关怀是长期保持同理心的基础，医疗护理员在照顾患者的同时，也要关注自己的情感需求。

同理心能使医疗护理员更深入地理解患者的全方位需求，从而提供个性化的护理服务。它不仅是建立信任关系的桥梁，也是增强患者康复信心的关键。同理心的培养是一个持续的过程，需要医疗护理员在实践中不断探索与积累。

二、团队合作

团队合作是一种协同工作的方式，它汇聚多个个体的力量，共同追求一个明确的目标。在现代医疗环境中，医疗团队以这种方式运作，共同促进患者的康复。医疗护理员作为医疗团队中不可或缺的一环，发挥着重要作用。

（一）医疗护理员在团队合作中的关键角色

1. 全面护理的提供者。医疗护理员不仅为患者提供生活上的照料，还给予他们心理上的支持与康复上的协助，这些护患支持显著提升了患者的整体护理体验和治疗效果。

2. 信息沟通的桥梁。医疗护理员凭借出色的沟通技巧和细致入微的工作态度，成为患者、医护人员和家属之间信息交流的桥梁，确保了各方信息的准确传递与理解。

（二）提升医疗护理员团队合作能力的方法

1. 践行团队精神。医疗护理员应深刻理解团队力量的重要性，与医生、护士等团队成员紧密协作，相互理解、尊重和支持。在共同面对挑战时，大家齐心协力，共享成功的喜悦。通过团队合作，医疗护理员能够不断提升倾听、沟通和协作的能力。

2. 成为医护人员的得力助手。医疗护理员应凭借敏锐的观察力，及时发现患者的病情变化，并迅速告知医护人员，以便他们及时采取措施。同时，积极协助医护人员照护患者，用爱心与智慧为患者点亮康复的明灯。

3. 搭建家属与患者的情感桥梁。患者的康复过程离不开家庭和社会的支持。医疗护理员应主动与家属保持紧密联系，成为他们与患者之间的情感纽带。每一个细微的关怀都能为患者带来温暖和力量，助力他们走向康复。

4. 做好医患沟通的传声筒。医疗护理员应帮助患者更好地理解医生的治疗方案，并将患者的需求和反馈准确传达给医护人员。这样不仅能促进医患之间的有效沟通，还能增进彼此的理解与信任。

此外，医疗护理员还应不断学习情绪控制、沟通技巧和人际交往等相关知识。这些能力的提升不仅有助于他们更好地为患者提供照护服务，还能加强他们与医疗团队的紧密合作，提高医疗服务的整体质量和效率。

小贴士

医疗护理员作为医疗服务团队的一员，需要面对各种复杂的情况，如患者的焦虑、疼痛、愤怒等，具备较高的同理心和团队合作能力，能够帮助医疗护理员更好地应对这些挑战，提供更为贴心和有效的护理服务。

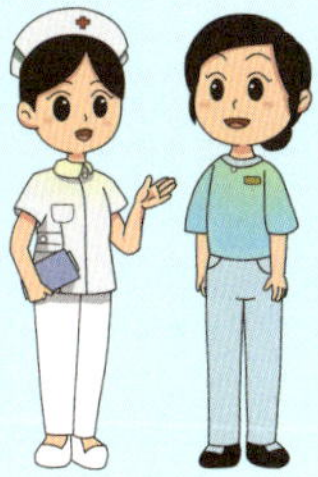

思考题

1. 新入院的桂奶奶担心病情难以康复而难过、哭泣。医疗护理员如何以同理心安慰桂奶奶比较合适？

2. 医疗护理员如何在医疗团队中更好地发挥作用？

（秦运顺、阮凤丽）

第三节　提升沟通和人际关系技能

学习目标

（1）了解沟通的定义。

（2）熟悉沟通的技巧。

（3）掌握提高人际关系技能的方法。

在医疗领域中，医疗护理员扮演着与患者紧密相连的角色，他们不仅是护理服务的提供者，也是患者心灵的慰藉者。沟通能力和人际关系技能是每一位医疗护理员必备的核心素质。优秀的沟通能力和人际关系技能不仅能帮助医疗护理员更好地与患者进行交流，还能促进医疗团队内部的协作与和谐。

一、沟通及其技巧

（一）沟通的定义

人际沟通简称“沟通”，是人与人之间交换意见、传达思想、表达感情和需要等信息的交流过程，本质是尊重与合作。做到有效沟通，对高效完成日常工作，建立和谐的人际关系有着重要的作用。

在医疗环境中，沟通不仅是信息交流的工具，还是建立信任、理解和尊重的桥梁。尤其是医疗护理员与患者之间的沟通，不仅是提供高质量照护服务的重要组成部分，也是满足患者情感需求的关键因素。同时，了解老年人的心理特点对于医疗护理员来说也很重要。患者可能因为年龄增长、疾病困扰或生活环境的改变而感到焦虑、孤独或抑郁。他们可能会担心自己的健康问题给家庭带来负担，或者对未来充满恐惧。因此，医疗护理员在与患者沟通时，需要有更多的耐心、同理心和尊重。

（二）有效沟通

在工作中，你可能见过这样不和谐的沟通：

1. 否认式沟通。不管你说什么，对方都会否认你：“不对，不是这样的……”“你这样是错的，是做不好的……”

2. 打断式沟通。话还没说完，对方就打断：“我觉得……”“我认为……”

3. 追问式沟通。连续提出几个问题，让人难以招架：“你多大了？做什么工作？薪酬多少？”

4. 尴尬式沟通。用粗鲁的、自以为幽默的方式沟通，让人不知怎么接下文：“你说够没有？到我了……”“天呐，你戴上这顶帽子好像个傻子……”

上述的沟通方式可能导致沟通陷入僵局。实际上，真正有效的沟通远不止于单方面清晰地表达自己，它是一个双向互动的过程。人们往往认为，沟通就是简单地把话说清楚，然而这只是沟通的一部分。更重要的是，在沟通过程中，需要时刻关注对方的情绪和反应，敏锐地捕捉并接收对方反馈的有效信息，进而做出更加贴切和有效的回应。

有效的沟通要求我们不仅要有良好的表达能力，还要具备倾听和理解的能力。这意味着我们要全神贯注地听对方说话，观察对方的非言语信号，如面部表情、肢体动作等，以更全面地理解对方的真实意图和情感状态。同时，我们还需要根据对方的反应，灵活调整自己的沟通策略，确保信息能够准确、恰当地传递给对方，促进双方之间的理解和达成共识。总之，真正有效的沟通是一种综合性的能力，它需要我们不断练习和提升，以便在各种情境下都能与对方建立良好的沟通桥梁，实现信息的有效传递和共享。

（三）沟通技巧

医疗护理中的沟通不仅是信息传递的方式，还是建立信任、消除隔阂、达成共识的关键。

怎样才能达到有效沟通呢？下面分享几个沟通技巧。

1. 明确沟通目的。沟通不仅仅是简单的交谈，它要求双方围绕共同的目标，通过逻辑清晰、要点明确的交流来解决问题。例如，当医疗护理员发现患者捂住肚子时，应迅速梳理沟通要点，先询问患者“您哪里不舒服？”以明确需求。如患者表示“尿急”，则应直接而简洁地回应：“您要上厕所是吗？我扶您去卫生间。”随后，根据患者的具体情况调整措辞，如“走不动是吗？那我给您用尿壶，在床上解决”。这样的沟通既高效又贴心。

2. 尊重对方，善用语气语调。医疗护理员应尊重每一位患者，无论其身份、年龄、性别、文化背景，都应一视同仁，以礼貌和专业的态度进行交流。使用恰当的称呼，避免冒犯性语言，让患者感受到被尊重和被关心。同时，通过语气语调及非言语表达方式（如鼓励的眼神、微笑等）传递同理心，让患者感受到温暖和支持。例如，在照护准备做手术的患者时，可以温和地安慰说："我理解您的担忧和恐惧，但请放心，医疗团队会全力以赴的，家属和我都会一直陪伴在您身边。"

3. 倾听与理解是沟通的核心。倾听不仅仅是听到患者的话，更重要的是理解他们的感受和需求。医疗护理员应全神贯注地倾听患者，通过眼神交流体现真诚与关心，为患者提供足够的时间和空间来表达自己的感受和需求，不打断、不催促，营造轻松的沟通氛围。同时，仔细整合并理解患者的信息，观察患者的表情和肢体动作，捕捉言外之意。对于患者反复提及的信息或担忧，应耐心记忆并在适当时候回顾，以确认理解无误。此外，应尊重患者的个体差异和独特的表达方式，无论是言语的还是非言语的，都是患者内心世界的反映。通过诚恳而适宜的肢体语言和正面反馈来鼓励患者继续分享，增强他们的信任感和安全感。

4. 通过实践不断提升沟通能力。医疗护理员应在日常工作中反复练习、运用这些沟通技巧，并不断总结经验教训。通过不断地实践和学习，医疗护理员可以逐渐提升自己的沟通能力，为患者提供更加优质、贴心的护理服务。

有效的沟通是医疗护理工作中不可或缺的一部分。通过明确沟通目的、尊重对方、善用语气语调、倾听与理解以及不断实践和学习，医疗护理员可以建立起与患者之间的信任桥梁，为患者的康复和健康贡献自己的力量。

二、提高人际关系技能的方法

简而言之，人际关系就是社会中人与人之间相互交往、相互影响的关系网，它涵盖了交往行为、心理状态、互动方式以及相互间的激励与协助等多个层面。在医疗护理领域，患者往往高度依赖照护者的支持与帮助，沟通障碍、期望差异以及对个人空间的尊重缺失，都可能成为双方矛盾的催化剂。因此，医疗护理员构建积极的人际关系，确保沟通顺畅，明确界限，并在需要时寻求外部资源与支持，显得尤为重要。

在现实中，医疗护理员往往过于注重提升照护技能，却忽视了人际关系的重要性，也缺乏相关的培训。那么，如何提高自己的人际关系技能呢？

1. 要主动交流。克服害羞心理，以友好的态度热情主动地与他人打招呼，深入了解患者的特殊需求，寻找共同话题，拉近彼此的距离。

2. 要建立与患者的信任。尊重患者的文化背景、价值观、信仰及行为方式，关注他们的生活经验与个人偏好，通过诚实守信、履行承诺来赢得患者的信赖。

3. 提升口头表达能力。设定明确的表达目标，清晰、简洁地表达自己的想法，避免冗长与模糊的语言。

4. 养成有效的倾听习惯。全神贯注地倾听患者，通过提问深入了解患者的想法，给予积极、鼓励性的反馈，让患者感受到被重视。

5. 适时表达关心。通过问候、分享快乐、提供支持与帮助等方式，让患者感受到温暖与关怀。

此外，医疗护理员还可以主动与他人建立联系、保持联系、相互支持，并积极参与社交活动，以拓宽自己的朋友圈子，增进与他人的了解与信任。

尽管这些方式看起来具有一定的挑战性，但通过不断地自我训练与实践，医疗护理员完全能够掌握这些技能。一旦建立了良好的人际关系，患者将更加信任医疗护理员，双方能够围绕共同的目标——促进患者康复——形成紧密的合作关系，从而形成一个完美的闭环。在这个过程中，不仅医疗护理质量将得到显著提升，医疗护理员自身的素质也将得到全面提高，同时还将收获满满的认同感与幸福感。

小贴士

通过不断学习和实践，医疗护理员可以逐渐掌握倾听与尊重、有效表达、处理冲突等技能，提高自己的综合素质和服务水平。

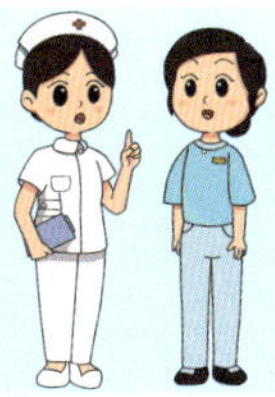

思考题

1. 在与患者沟通中，怎样倾听才有助于沟通？

2. 医疗护理员如何与患者主动交流？

（覃贤文）

第四节　掌握化解冲突的技巧

学习目标

（1）了解冲突的定义。

（2）熟悉化解冲突的技巧。

（3）掌握冲突管理与预防策略。

在医疗护理领域，冲突是不可避免的。这些冲突不仅可能影响患者的治疗效果和满意度，还可能对医疗护理员的工作效率和职业满足感产生负面影响。如何有效地解决这些冲突，维护良好的工作关系和患者满意度，对于医疗护理员来说是一项重要的技能。

一、冲突的定义

冲突是指两个或多个个体或群体之间在目标、价值观、利益、认知上存在差异或不一致，导致彼此间产生紧张、对立甚至敌对的状态。在医疗护理环境中，冲突可能表现为患者对医疗护理员不满、医护团队内部矛盾、护患沟通障碍等多种形式。

二、有效化解冲突的技巧

（一）秉持尊重与理解的核心原则

在化解冲突的过程中，尊重是有效沟通的基石。医疗护理员应当尊重患者及其家属的观点、感受与需求，坚决避免任何贬低或忽视患者立场的言行。例如，当患者在饭点不愿进食时，医疗护理员应先了解情况，探究是病情影响患者的食欲，还是患者上一餐已摄入足够食物而没有饥饿感。在此基础上，应尊重患者的实际感受，避免机械地按照常规习惯让患者进食。再如，当家属工作繁忙而难得抽出时间探望患者，希望在探视期间带患者到医院小花园活动时，若此时患者还有其他治疗安排，医疗护理员应充分理解家属的立场与孝心，耐心向家属解释当前的治疗计划，并主动与医护人员沟通，探讨治疗是否可以稍作调整，以便为家属与患者提供宝贵的相处时间，而非不顾家属感受，片面认为家属的行为干扰了患者的治疗。

总之，医疗护理员对患者及其家属的尊重与理解，不仅有助于双方建立深厚的信任关系，而且能为患者的康复之路铺就坚实的基石。

（二）沟通与倾听

积极且有效的沟通是化解冲突的核心要素，它能够促进护患双方更深入地理解彼此的立场与需求，从而有效减少误解与偏见。医疗护理员需展现出极大的耐心，倾听患者及其家属的观点与感受，切忌轻易打断或急于给出解决方案。通过倾听，医疗护理员能够更准确地把握对方的真实需求，为化解冲突打下基础。

1. 给予充分表达的空间。确保患者和家属有足够的时间与空间，能够完整、无碍地表达他们的意见与感受。

2. 全神贯注地倾听。保持与患者、家属的眼神交流，以专注的态度听对方说话，避免任何打断，展现出真诚与尊重。

3. 努力理解对方。尝试站在患者和家属的角度思考问题，体会他们的担忧与不满，这有助于找到问题的根源。

4. 使用通俗易懂的语言。避免使用晦涩难懂的专业术语，确保沟通内容通俗易懂、清晰明了。同时，医疗护理员也应用简洁、明确的语言表达自己的观点，避免使用攻击性或含糊不清的措辞。

5. 聚焦问题本身。在冲突发生时，应将关注点集中在问题本身，而非个人过失上。积极寻求解决方案，勇于承担责任，而非逃避或推诿。

6. 提出并讨论解决方案。基于沟通的结果，医疗护理员应提出切实可行的解决方案，并主动征求患者和家属的意见。通过共同讨论与协商，找到双方都能接受的解决办法。

（三）情感调控

一旦冲突爆发，人们往往由于情绪激动而说出一些令人不悦的话语或做出一些不计后果的事情。医疗护理员应学会控制自己的情绪，并适时安抚患者及其家属，巧妙化解冲突。

1. 保持冷静。面对冲突，医疗护理员的首要任务是保持自身冷静，确保情绪不失控，为妥善处理冲突做好准备。

2. 表达同情与理解。对患者及其家属的感受表示深切的同情与理解，让他们感受到关心与支持，从而缓解紧张情绪。

3. 情绪疏导与安抚。对于情绪激动或焦虑不安的患者及其家属，医疗护理员应给予及时、适当的情绪疏导与安抚，帮助他们恢复平静。

（四）寻求共识与共赢

冲突化解的核心目标是实现共赢，即让双方都能从解决方案中获益。在此过程中，双方应摒弃对立，寻求合作。

1. 尊重差异。医疗护理员应充分认识到患者及其家属在观念、文化等方面的差异，尊重他们的选择与决定，这是建立良好沟通的基础。

2. 寻找共同点。在沟通过程中，医疗护理员应努力寻找与患者及其家属的共同点，以此为基础建立信任关系，为后续的协商与合作奠定基础。

3. 达成共识。经过充分的协商与讨论，医疗护理员应与患者及其家属达成共识，共同制订行之有效的解决方案。

4. 妥协与折中。在必要时，医疗护理员应展现出灵活性与包容性，作出适当的妥协与折中，维护整体的和谐与利益，使双方都能在冲突解决过程中找到满意的答案。

以上是解决与患者冲突的一些实用技巧，在实际操作中如何灵活运用，则需要长期实践与不断改进。以下是医疗护理员工作中常见的冲突案例及分析。

案例描述：一天，患者桂奶奶的女儿前来探望时，桂奶奶哭诉称自己已经饿了两天，指责医疗护理员滨滨阿姨不让她下床活动，也不让她吃饭。滨滨阿姨随即打断患者，情绪激动地反驳。当家属询问原因时，滨滨阿姨将责任推给医生，并表示自己无能为力。家属进一步追问，滨滨阿姨则显得不耐烦，让家属自己去问医生。家属因此感到愤怒，指责滨滨阿姨未尽职责。滨滨阿姨也情绪激动地回应。双方争执不下，最终家属选择投诉。

案例分析：滨滨阿姨在处理冲突时明显不妥。她未能尊重和理解患方，情绪管理失控，沟通方式不当，语言尖锐，导致患方对她失去信任。双方未能找到共同目标，冲突化解以失败告终。

滨滨阿姨应首先保持冷静，不要打断桂奶奶的倾诉，给予桂奶奶充分表达的时间，并给予安慰。随后，她应与家属建立信任关系，共同确立解决患者现存问题的目标。可以这样与家属沟通：“桂奶奶这两天病情有所变化，出现了消化道出血的症状，医生建议她短期内不要下床活动并暂时禁食。不过请放心，医生已经为她开了补充营养的液体，我也会为她按摩手脚，确保她的舒适。奶奶以前每天都去小花园活动，三餐也按时吃，现在可能还不太适应这种变化，心里有些不舒服。我经常陪她聊天，安慰她，等病情稳定了，她就可以恢复以前的活动了。可能我在某些方面做得还不够好，让奶奶的情绪有些波动。您今天来，我正好可以跟您商量一下，怎么让奶奶感觉好一些。”

通过这样的沟通方式，家属很可能会理解并信任滨滨阿姨，双方能够达成共识，有效解决患者存在的问题，并从解决方案中获益。此外，在化解冲突的过程中，滨滨阿姨还应保持灵活性，根据具体情况调整解决方式。因为没有一种适用于所有冲突的解决方案，医疗护理员需要根据实际情况制订合适的策略，并随时调整，以确保解决方案的有效性和针对性。

三、冲突管理与预防策略

除掌握化解冲突的技巧外，医疗护理员还需要具备冲突管理和预防的能力。冲突管理意味着在冲突发生后进行有效的应对，包括在日常工作中采取积极措施来预防冲突的发生。

1. 建立良好的沟通机制。良好的沟通是预防冲突的关键。医疗护理员应主动与患者及其家属保持畅通的沟通渠道，及时分享信息、解释疑虑，以减少患方的误解和不满。

2. 提升自我认知与情绪管理能力。医疗护理员应了解自己的性格特点、沟通风格以及可能引发冲突的行为模式。通过提升自我认知，可以更好地控制情绪，避免在紧张或压力状态下做出冲动的反应。

3. 建立明确的界限和期望。在与患方沟通时，医疗护理员应明确表达界限和期望。这包括明确告知患者及其家属护理服务的范围、频率和质量标准，以及明确团队内部的工作职责和合作方式。通过明确的沟通，可以减少因误解或期望不符而引发的冲突。

随着医疗行业的不断发展和变革，医疗护理员所面临的冲突类型和化解方式也将发生变化。因此，医疗护理员需要不断适应新形势下的需求和挑战，不断提升冲突化解能力，更好地服务于患者和医疗团队。

小贴士

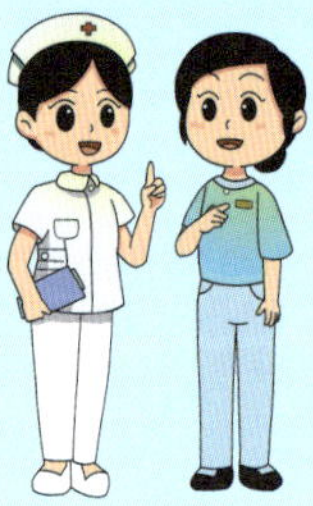

医疗护理员通过运用倾听、沟通、情绪管理、寻求共识等技巧，根据具体情况调整解决方案，并不断提高冲突管理与预防能力，可以有效地化解与患者和团队成员之间的冲突，提高工作效率和患者满意度。

思考题

遇到冲突时，医疗护理员应掌握哪些技巧？

（秦运顺、阮凤丽）

第四章
成为彼此的“一束光”：如何做好人文关怀

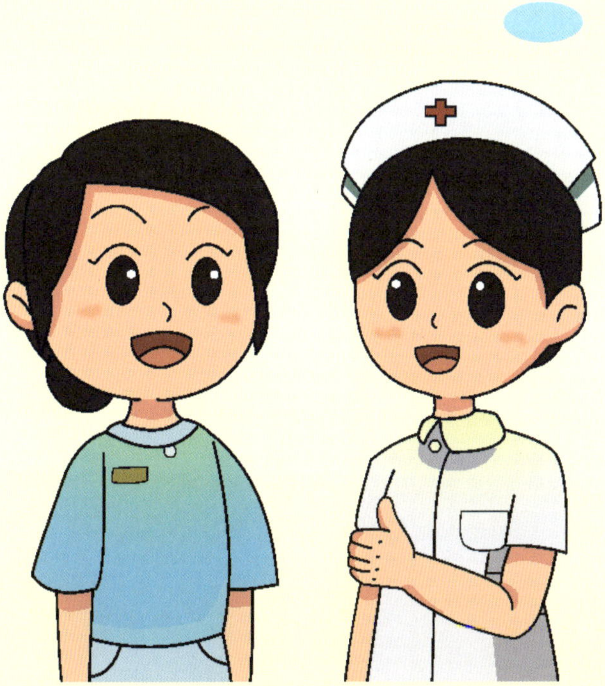

扫码获取更多资源

第一节　初次见面请多关照

学习目标

（1）了解新入院患者常见的反应和整体需求。

（2）熟悉给予新入院患者心理支持和关爱的方法。

（3）掌握为新入院患者提供人为关怀的方法。

在照料患者的每一个细微环节，我们都深刻践行人文关怀的理念。从初次相遇时那温暖的微笑，到日常护理中细致入微的关怀；从耐心倾听患者的每一句诉说，到用心满足他们的每一个合理需求，我们始终将患者的身心舒适放在首位。医疗不仅是技术的展现，更是情感的传递与共鸣。因此，从治疗方案的制订到康复过程的陪伴，我们都力求在专业中融入温情，让患者在接受治疗的同时，能感受到家一般的温暖与关怀。人文关怀，如同温暖的阳光，照亮患者康复之路的每一步。

医疗护理员在患者入院时提供的人文关怀，不仅能够缓解患者的紧张与不安，让患者感受到温暖和尊重，还能促进护患之间的信任与合作，从而加快患者的康复进程。

一、了解新入院患者常见的反应和整体需求

患者由于疾病离开熟悉的工作和生活环境，从健康者的角色突然转换为病患角色，一时难以适应。医疗护理员只有了解新入院患者常见的心理反应和整体需求，才能更好地照料患者，为其提供优质的护理服务。

（一）新入院患者常见的反应

1. 情绪反应。患者刚入院时通常存在情绪不稳定、依赖性增加、孤独感加重、猜疑心加深、主观感觉异常等心理特点。

2. 生理反应。负面情绪会带来一系列生理反应，如失眠、食欲不振、体重降低、注意力不集中、记忆力下降、身体疼痛等。

3. 行为反应。新入院患者常常会改变原有的生活方式，例如减少外出活动、不愿与人交往、抗拒他人的接触等。

（二）新入院患者常见的整体需求

1. 情感支持的需求。患者初次进入医院，会对周围环境和即将面临的治疗产生恐惧和不安，面对疾病的困扰和治疗的压力，常常感到孤独无助。他们渴望获得安全感、被关注和尊重，能得到家人、朋友和医护人员的情感支持，包括鼓励、安慰和陪伴等，给予他们信心和勇气去面对治疗过程中的困难和挑战。

2. 生活照料的需求。患者希望在住院期间能够获得舒适感，包括住院环境的舒适（如床单元舒适、病房温度和湿度适宜等）和身体的舒适（如保持身体清洁、体位舒适，能满足睡眠、活动等需求），以及符合自己口味和病情的饮食。

3. 自我价值和尊严的需求。患者希望在医院中保持自己的尊严和价值感，不希望被视为无助的病人。他们渴望通过参与决策、表达自己的意见和观点来体现自我价值。

4. 社会参与的需求。患者容易因减少社交而陷入孤独，需要适当参与社交活动，获得更多的社会支持。患者在医院接受治疗仍然有社交的需求，他们希望与其他患者交流，分享经验和感受，同时也渴望与家人和朋友保持联系，了解外界的信息。

5. 心理援助的需求。部分患者可能由于疾病、家庭、经济等因素，出现严重的焦虑、抑郁等反应，这类心理疾病往往需要专业的心理干预和辅导。

二、给予新入院患者心理支持和关爱

新入院患者可能存在的心理反应及情感需求多种多样，这些需求因个体差异、病情程度以及入院背景不同而有所不同。关注和支持患者的心理需求，不仅可以帮助患者更好地应对疾病，还可以提升其治疗效果和康复速度。

1. 理解与认同。患者在面对疾病和治疗过程中经常会出现恐惧、焦虑、无助等负面情绪。医疗护理员需要以理解和认同的态度去对待他们的情绪，学会换位思考，理解他们的痛苦、难处，在交流中不要简单地忽视或强调问题，而要倾听他们的心声，表达关切和尊重。

2. 建立信任与亲近感。这是满足患者心理需求的关键。医疗护理员应确保自己的言行与患者的期望相一致。同时，要保持专业、温暖和友好的态度，建立一个安全和信任的环境，让患者能够主动交流，并分享他们的感受。

3. 满足情感需求。医疗护理员不仅为患者提供身体上的照护，还通过倾听、安慰和鼓励，为患者带去温暖与关怀。一个温柔的微笑、一次耐心的倾听、一句贴心的问候，都能让患者感受到被重视和理解。医疗护理员要细心观察患者的情绪变化，及时给予患者心理支持，帮助他们缓解焦虑和恐惧，增强他们战胜疾病的信心。通过这种情感的交流与互动，医疗护理员成为患者康复之路上不可或缺的陪伴者。

4. 提供社会支持。医疗护理员要鼓励患者与家属、亲友沟通，分享他们的感受和需求。对缺乏家属、亲友关心的患者，可主动联系家属进行探视；因感染控制规定、家属工作等不能前来探视的，可联系家属进行视频探视，平时主动向家属汇报患者情况；对无家属的患者，应多给予关心照顾，提供亲人般的关怀与爱护，多与患者沟通交谈，让患者感受到医疗护理员有温度的服务、亲情般的温暖，从而保持心情舒畅，利于康复。

5. 照料起居生活。住院患者的起居饮食、睡眠等都可能受到影响，需要医疗护理员在生活上给予悉心照料，如协助饮食、睡眠、排泄、活动等，给予患者全方位的照顾，使其身体舒适。

三、医疗护理员如何接待新入院患者及其家属

（一）接触患者前了解患者的信息

1. 基本信息。包括性别、年龄、职业、职位、饮食习惯、兴趣爱好、作息习惯、有无宗教信仰等。医疗护理员应提前向家属了解患者的基本信息，以便更全面地掌握患者的健康状况、生活习惯及个性特点，从而制订出个性化和贴心的护理计划。

2. 病情信息。包括有无视力障碍、听力障碍、头痛、头晕、瘫痪、痴呆，以及管道、皮肤情况等。还需要向家属、医生、护士了解患者的情绪状态，如是否有焦虑、抑郁、失落等，以便全面地了解患者，更好地开展工作。

（二）注意仪容仪表

医疗护理员良好规范的仪容仪表可以树立专业的职业形象，增加新入院患者的信任，为长久的照护打下良好的基础。

1. 上班统一穿工作服，规范佩戴工作牌，服装整洁，工作服口袋按规范放置物品。

2. 女护理员长发盘成发髻，无碎发，刘海不过眉；男护理员头发整洁，不留长发、长胡须。

3. 在岗时不戴耳环、戒指、手链、手镯等首饰。

（三）善用沟通技巧

与患者沟通时使用规范文明用语，体现医疗护理员对患者的尊重。

1. 见面时用恰当的称呼问候患者，让患者感受到被尊重和重视，为后续的护理工作奠定良好的情感基础。在称呼患者时，应根据患者的年龄、性别、职业以及个人喜好来选择合适的称呼。比如，对于年长的患者，可以尊称为“爷爷”“奶奶”或者“大爷”“大妈”；对于年轻的患者，则可以称呼其姓名或者加上适当的敬语，如“张先生”“李女士”。

2. 与老年人沟通时，放慢语速，音量适中，吐字清晰，注意力集中在患者身上。交流中力求亲切大方，以热情友善的目光正视患者。使用患者听得懂、喜欢听的语言来沟通，如使用方言，可以增加亲切感，利于有效沟通。

3. 沟通时面带微笑。发自内心真诚的微笑能够消除与患者之间的陌生感，拉近彼此距离，给人亲切自然的感觉。

4. 注意讲话的方式和态度。用建议或商量的语气，不使用命令或胁迫的语气。

5. 用真诚的行动和细致周到的护理来取得患者信任。

6. 维护患者自尊心，不否定、不责备，多给予鼓励。

7. 认真倾听。患者说话时，不打断、不评判、不催促，避免表露不耐烦或不屑的情绪。若患者或家属提出疑问、要求，要仔细地倾听，及时解答，必要时请医护人员解答。

8. 抚摸是非言语交流的特殊形式。在不适合用语言表达关切的情况下，可以轻轻地抚摸患者，给予患者一种无声的安慰。注意要把握分寸，不要造成患者的不适或尴尬，抚摸要得体、温和、不逾矩。

（四）主动介绍

1. 介绍自己。了解患者的基本信息后，接触患者时要主动热情并礼貌称呼，向患者介绍自己的身份、姓名和职责，询问患者的要求，与患者、家属友好协商，增加信任，建立良好关系。如：“您好，我是负责您护理工作的医疗护理员小李，具备专业的护理知识和丰富的实践经验。在接下来的日子里，我将全心全意为您提供个性化的护理服务，不仅关注您的身体健康，也会悉心照料您的情感和生活需求。请您和家属放心，有任何问题或需求，请随时告诉我，我会尽我所能让您感到舒适与安心。”

2. 介绍医疗情况。除了自我介绍，还应主动配合护士介绍医疗情况，包括医院环境、病房设施、就餐及活动地点时间、探视制度等，这样有利于护患快速建立良好的关系。

（五）提供整洁舒适的环境

根据患者需求调节室内光线和温湿度。床头柜物品摆放整齐，病床干净整洁，地面干燥无水渍，过道无障碍物等。如果患者病情允许，可以带患者熟悉科室环境、医院环境，到室外呼吸新鲜空气，与病友进行沟通交流，让患者保持愉悦心情，利于康复。

（六）遵守职业道德，团结互助

1. 平等地对待每位患者，不因患者的社会地位、文化背景、家庭收入、自理能力而区别对待。不收取患者及其家属的红包、购物卡、礼品等，廉洁上岗。

2. 医疗护理员之间团结互助。照护工作是团队合作性较强的工作，个人能力是有限的，同事之间在各自的岗位上要互相配合、互相支持、通力协作，才能带动整个照护团队的进步。比如，患者需要外出检查时，同病房的医疗护理员可以相互帮助，保证患者的安全。

医疗护理员对新入院患者的人文关怀体现在对患者的需求迅速响应、热情友好的态度、关注患者情绪、提供舒适环境、尊重患者隐私、及时反馈信息等方面。通过这些人文关怀措施，医疗护理员可以为患者提供良好的护理服务，帮助他们更好地应对疾病和康复过程。

小贴士

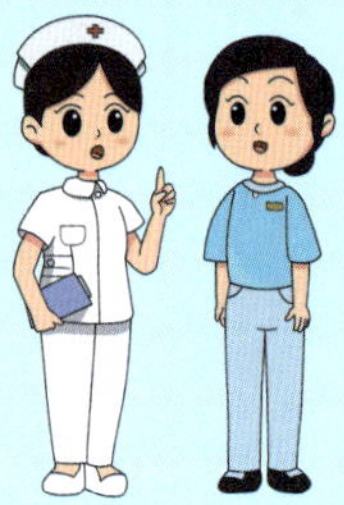

在医疗护理员为患者服务的过程中，第一次的见面接触非常重要。医疗护理员应注意仪表仪容，用亲切的语气有礼貌地介绍自己和住院环境、病房设施，关注和满足患者的心理需求，建立彼此的信任。这些人文关怀不仅可以帮助患者更好地应对疾病，还可以提升其治疗效果和康复速度。

思考题

滨滨阿姨刚接到一位新入院患者桂奶奶的照护工作，她怎样为桂奶奶提供人文关怀呢？

（梁树柳、李海霞）

第二节　关爱患者的“难言之隐”

学习目标

（1）了解失禁的定义。

（2）熟悉失禁对患者造成的影响及失禁患者常见的需求。

（3）掌握为失禁患者提供人文关怀的方法。

一、什么是失禁

失禁指各种原因导致的粪便和（或）尿液无法控制而不自主流出的情况，分为大便失禁、尿失禁、双重失禁。失禁患者往往存在难言之隐，无论是哪种失禁，都会给患者造成很大的心理压力。

二、失禁对患者造成的影响

1. 生理影响。频繁的尿液或粪便泄漏导致皮肤湿润，容易引发皮肤炎症、感染和疼痛，这需要额外的皮肤护理。尿失禁可能增加泌尿系统感染的风险，因为不完全排空的膀胱可能会成为细菌滋生的场所。

2. 心理影响。失禁可能使患者感到极度羞耻，认为这是“不卫生”或“低人一等”的标志。持续担忧失禁再次发生，导致失眠、注意力不集中或过度警觉。失禁可能破坏患者对身体的控制感，导致无助或绝望情绪。

3. 社交影响。失禁导致患者恐惧社交活动。他们害怕在他人面前泄漏尿液或粪便，导致尊严受损，影响正常的社交活动和人际关系。

4. 健康问题。夜间失禁导致睡眠中断，影响休息和健康。长期尿失禁会导致盆底肌肉虚弱，症状恶化。

5. 财务影响。针对失禁的治疗和管理可能需要花费相当高的费用，包括检查、药物、护理垫、湿巾等费用。

三、失禁患者常见的需求

1. 情感支持的需求。失禁患者容易产生困窘、恐惧、自卑的心理，需要来自他人的关心、慰问、倾听，需要情感上的支持与抚慰，甚至需要专业的心理干预和辅导。

2. 生活照料的需求。失禁患者的起居饮食、睡眠、皮肤等都可能受到影响，需要医疗护理员在生活上给予悉心照料。

3. 社会参与的需求。失禁患者往往担心尴尬而减少社交活动，进而容易陷入孤独，因此需要鼓励及提供机会让他们适度参与社交活动，获得更多的社会支持。

四、为失禁患者提供人文关怀的方法

（一）给予情感支持

1. 维护患者的自尊心。切勿嘲笑患者，在清理排泄物时耐心、细心，动作轻柔，勿表现出烦躁、埋怨情绪。不否定、不责备患者，多给予患者鼓励。

2. 善用沟通技巧。多听患者诉说，细思患者心意。

（1）使用温和、同情的语气，表达对患者失禁情况的理解，避免使用可能引起患者尴尬或羞耻的言辞。鼓励患者表达自己的感受和担忧。

（2）向患者指出失禁是疾病或身体状况的一部分，并非患者的过错或羞耻之事。使用鼓励性的语言，如“我们一起找到最适合您的护理方法”，增强患者的信心。

（3）向患者解释失禁的原因、有效的治疗方法以及护理产品的使用方法，并提供保护皮肤、预防感染和保持个人卫生的实用建议。鼓励患者积极参与护理过程，如提醒更换尿布的时间、尝试自主排尿等，增强他们的自我护理能力。

（4）在适当的时候，邀请家属参与讨论，共同制订护理计划，让患者感受到家庭的支持。教导家属如何正确协助患者处理失禁，同时保护患者的隐私和尊严。

（5）观察患者的情绪反应，如焦虑、沮丧、愤怒等，并适时给予安慰或引导。如果患者情绪激动，可以暂停对话，等待患者平静后再继续。

（6）共情理解。换位思考，站在患者的角度考虑，理解患者的心里感受与难处。认真倾听，理解患者所表达的意思和情感，及时给予回应或赞扬，不直接给予反对意见或争辩。

3. 适当的抚摸。医疗护理员在对患者进行日常护理时，适当的抚摸既是对其身体上的关怀，也是对其心灵上的慰藉。比如轻轻拍打患者的背部以示安慰，或是在为患者调整卧位时细心地抚平其衣角，都能传递出温暖和关怀。它让患者感受到被重视和照顾，能够减轻患者因病痛或治疗带来的孤独感和焦虑情绪。同时，适当的抚摸也是医疗护理人性化服务的重要体现，能够促进护患之间的信任与理解，为患者的康复之路增添一份温暖与支持。在这样的悉心呵护下，患者不仅能够获得身体上的舒适，更能在精神上得到极大的鼓舞，从而更积极地配合治疗，加速康复进程。

4. 鼓励家属探视。家庭成员是失禁患者最重要的情感支柱。鼓励家属多来医院探望，给予患者更多关心和陪伴。家属不能前来时，医疗护理员可以鼓励患者与家属视频聊天。若患者沟通有困难，医疗护理员可以给家属一些沟通建议，让他们消除顾虑，给予患者更多支持。

（二）提供舒适的病房环境

为失禁患者提供安静、整洁、舒适、隐蔽的环境，确保病床清洁、平整、干燥，床头柜物品摆放整齐，病房内温度适宜，定期开门窗通风。在更换尿布或清理过程中使用屏风遮挡，保证患者排便时有安全的环境及充足的时间。病床间及公共通道无杂物，空间便于患者活动。

（三）保护患者隐私

医疗护理员在照护失禁患者时，应注意保护患者的隐私，避免不必要的暴露。失禁患者可能会感到尴尬和不舒服，长期疏忽对失禁患者的隐私保护，会给患者造成一定的心理负担。通过提供隐私保护和营造舒适环境，可以减轻患者的焦虑和压力，使他们更容易接受治疗和护理。同时，保护隐私也是尊重患者权利和尊严的体现。

（四）提供清洁照护

1. 帮助失禁患者及时去除身体皮肤表面的汗渍、油渍及排泄物，选择合适的清洁方式，如擦身、坐浴等，注意室温、水温的调节，切勿用力揉搓皮肤，注意防跌倒、坠床，及时添衣保暖，使患者身体清洁舒适，心情愉悦。

2. 使用护肤润肤用品。根据患者的失禁情况，使用合适的护理用品，如尿布或其他卫生用品（尿垫应选用吸湿性强、通气性良好、柔软的棉织品）铺在患者臀下。一旦发现有大小便污染，及时用柔软的湿纸巾或温水擦洗局部皮肤，确保患者的皮肤清洁干燥，并在肛门周围皮肤涂抹油膏，防止发生失禁性皮炎或压力性损伤。擦洗时注意观察失禁处（会阴、肛周、大腿内侧 / 腹股沟、臀部）周围皮肤有无红疹、潮红、破损等异常情况，发现异常及时报告医护人员。

（五）推广健康知识

向失禁患者普及失禁的预防和治疗知识，陪同失禁患者参加医护人员举行的宣教活动，鼓励患者主动学习相关知识，积极参与社交活动，帮助他们了解自己的病情和护理要点，提高他们的自我护理能力和健康意识。

失禁患者容易产生恐惧、自卑、自我厌恶等不良情绪，在被照护时容易出现担心疼痛、难为情，充满无奈和无力感。医疗护理员在照顾失禁患者的过程中，要充分理解和关心失禁患者，了解失禁患者的心里感受，给予情感支持；为失禁患者提供舒适的环境、适当的护理措施，尽可能满足失禁患者的合理需求；与失禁患者建立相互尊重、信任的和谐关系，主动为失禁患者提供周到细心的护理服务，帮助他们更好地应对疾病。

小贴士

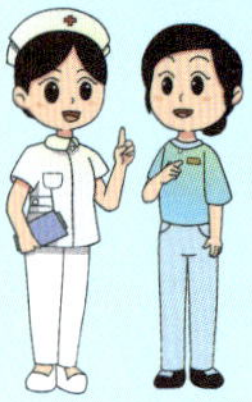

失禁患者的饮食、睡眠、皮肤等都可能受到影响，需要医疗护理员在生活上给予悉心照料。

失禁患者容易产生困窘、恐惧、自卑等心理，需要来自他人的关心、慰问、倾听，医疗护理员应在情感上给予支持与抚慰。

思考题

在照护失禁患者时，应该从哪些方面让他感受到关爱？

（梁树柳、谭凤衔）

第三节　疼痛不是束缚

学习目标

（1）了解疼痛的观察及告知方法。

（2）熟悉与疼痛患者的沟通技巧。

（3）掌握缓解患者疼痛的措施。

疼痛是许多患者在治疗过程中最常见的问题之一，不但影响患者的躯体功能，而且会对患者的心理健康产生影响。这种影响是多方面的，包括情绪、认知、社交等。很多患者会以“疼不疼”“痛不痛”作为治疗是否有效的标准。疼痛已被世界卫生组织确定为继血压、呼吸、脉搏、体温之后的“第五大生命体征”。因此，疼痛管理成为医疗护理工作中的重要组成部分。医疗护理员需掌握一系列有效的方法和技巧，帮助患者缓解疼痛、提高生活质量。

一、疼痛的观察及告知

当患者疼痛时，医疗护理员应及时告知医护人员，以便于医护人员更精准地实施治疗和护理。关注疼痛对患者日常生活、心理和睡眠质量的影响，观察和询问患者的疼痛程度、是否能忍受、是否影响睡眠和饮食。同时，了解护士对患者的疼痛评估结果，如疼痛的原因、程度和性质，为后续疼痛照护提供依据。

二、缓解患者疼痛的措施

知晓患者疼痛程度、性质等情况后，医疗护理员可采取以下措施缓解患者的疼痛。

（一）鼓励患者表达疼痛

有些患者害怕别人对自己在疼痛时的行为反应不理解，从而产生不安和焦虑情绪，加重疼痛的程度。因此，医疗护理员要以同情、安慰和鼓励的态度支持患者，建立相互信赖的护患关系，鼓励患者表达疼痛的感受及对适应疼痛所作的努力，尊重患者在疼痛时的行为反应。告知患者疼痛并不可怕，是可以控制的，不需要忍痛，同时应配合医护人员评估疼痛情况，并接受医护人员推荐的止痛方法。

（二）配合医护人员

1. 医生会根据患者的疼痛程度和性质，选择合适的药物进行止痛。医疗护理员要告知患者按时服用止痛药，不可擅自停药或增减用药量及频次。

2. 需仔细观察患者疼痛状况及用药后的反应，如是否存在恶心、呕吐等症状，还需注意观察患者的大小便情况，如果患者出现便血、尿血情况，一定要及时通知医护人员。

3. 非药物治疗。除了药物治疗，非药物治疗也是缓解患者疼痛的重要方法。

（1）在病情允许的情况下，医疗护理员可以在护士指导下，采用物理疗法来帮助患者缓解疼痛，如为患者揉揉疼痛的肢体、用热水袋敷肚子、用冰敷扭伤脚踝的肿胀处等。

（2）心理疗法（如认知行为疗法、放松疗法等）也可以帮助患者减轻疼痛。对于疼痛紧张的患者，医疗护理员可以教导他们进行深呼吸和放松练习，以缓解焦虑和疼痛感；对于轻度疼痛的患者，可分散患者的注意力，减少其对疼痛的感受强度，组织患者参加感兴趣的活动，如唱歌、做游戏、打牌、下棋、听音乐等。

4. 情感支持和沟通技巧。在照护疼痛患者的过程中，医疗护理员应给予患者充分的情感支持。

（1）倾听患者的感受，表达关心和理解，减轻患者的焦虑；关注患者的情绪变化，提供心理疏导和安慰，帮助他们缓解焦虑、抑郁等负面情绪。

（2）具备良好的沟通技巧，与患者建立信任关系，耐心与患者沟通，解答患者疑问，了解患者内心想法，拉近与患者之间的距离。

（3）站在患者的角度思考问题，尽量满足患者的合理需求。解释疼痛的原因、缓解措施，与患者一起面对疼痛，帮助患者理解并接受疼痛的存在，积极配合治疗。

5. 患者舒适照护。身心舒适照护是疼痛患者人文关怀的重要组成部分，医疗护理员还应在以下方面保证患者的舒适，从而减轻疼痛。

（1）病房定期通风、消毒，控制室内温度与湿度处于舒适范围内，避免阳光直射，保持床单元清洁干净，为患者营造良好的治疗环境。

（2）帮助患者采取正确姿势，预防或减轻疼痛。对于术后患者，医疗护理员应协助患者保持正确的体位，避免压迫伤口；对于长期卧床患者，应定期协助患者进行翻身、拍背等，以预防压力性损伤和肺部感染等并发症引起的疼痛；提醒老年患者宜穿稍宽大的衣服，防止衣服过小摩擦患处增加疼痛，气温高时可暴露患处，免去衣服摩擦。

（3）指导患者科学饮食，避免进食辛辣刺激及寒凉食物，如辣椒、炸鸡腿、冰激凌、冰水等；多摄入高蛋白质、富含膳食纤维的食物，如鸡蛋、瘦肉、新鲜蔬菜等。烹饪方式以蒸、煮、白灼为主，避免煎炸和使用高盐、高糖等调料。

（4）引导患者养成健康的生活习惯，戒烟戒酒，避免熬夜，睡前不进行剧烈运动，以减轻疼痛。

总之，在照护疼痛患者的过程中，情感支持与理解是首要的人文关怀。医疗护理员应主动与患者建立信任关系，耐心倾听他们的诉求，表达对他们疼痛的深切理解，同时给予患者鼓励和支持，帮助他们树立战胜疼痛的信心，减轻心理压力。

小贴士

在照护疼痛患者的过程中，情感支持与理解是首要的人文关怀。医疗护理员需鼓励患者表达疼痛，与患者一起面对疼痛，积极配合治疗。

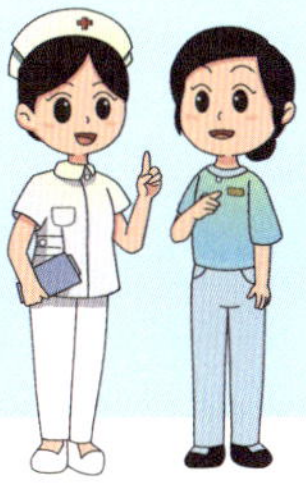

思考题

桂奶奶在家摔倒扭伤了右腿，导致肿胀、疼痛难忍而入院。作为照护她的医疗护理员，滨滨阿姨应该怎么做，才能帮助桂奶奶缓解疼痛？

（周明君、陈丽）

第四节　孤独不在，温暖常在

学习目标

（1）了解孤独的定义。

（2）熟悉孤独产生的原因。

（3）掌握为孤独患者提供人文关怀的方法。

老年患者的孤独并非仅仅源于身体不便或疾病困扰，更多的是心灵上的空虚与渴望被理解、被关怀的情感需求。在病房里，尽管有医护人员的悉心照料，但那种源自亲情和友情的温暖往往难以取代。医疗护理员通过细致入微的观察和耐心的交流，努力成为老年患者心灵的慰藉者，不仅提供必要的医疗护理，而且注重倾听他们的故事，给予他们情感上的支持和陪伴，力求在医疗环境中为他们带去一抹温暖与关怀，让老年患者感受到社会并未将他们遗忘，他们的情感世界依然被看见、被重视。

一、认识孤独

（一）孤独的定义

孤独，作为一种主观体验，常常表现为个体在社交或情感联系上的缺失感。它并非仅仅指物理上的独处，更多的是情感上的孤立和心理上的隔绝。当个体感到被忽视、不被理解或无法与他人建立真正的情感联系时，孤独感便油然而生。研究表明，孤独在老年患者中普遍存在，它不仅是身体上的孤单，更是心灵上的空虚，他们渴望得到关注、理解和陪伴。

（二）孤独的危害

长期的孤独情绪会使患者丧失归属感和安全感，心理更容易向消极方向发展，从而产生悲观情绪，出现躯体化、敌对性、强迫、恐惧、人际关系不良、偏执、抑郁、焦虑等一系列精神症状，严重影响治疗效果。

（三）孤独产生的原因

孤独的产生与老年人生活质量下降、认知功能障碍、健康和社会服务体系负担增加有关，其来源多种多样，既有外部环境因素，也有个人心理因素。外部环境因素包括社交圈子狭窄、人际关系疏远、生活环境变迁等；个人心理因素则包括自我价值感降低、自我认同迷茫、心理防御机制过度使用等。在这些因素的共同作用下，个体在社交和情感上感到孤立无援。例如，刚退休的老年人因环境和生活习惯发生改变，不适应周遭而感到孤独；子女外出求学或工作、配偶离世的“空巢老人”，亲情得不到有效支持而感到孤独；有严重慢性疾病的患者，担心愈后注意力下降和兴趣狭窄而倍感孤独；长期卧病在床的老年患者，日常生活自理能力下降，社交减少，通常都具有更强的孤独感，也往往更易焦虑、抑郁。

二、为孤独患者提供人文关怀的方法

（一）日常照护

1. 打造适合老年患者居住的环境。例如，在老年患者经常活动的地方，注意移开障碍物，床椅转角处要用柔软的织物包裹，保持床单元干净整洁，卫生间应配备扶手等。

2. 非休息时间打开门窗及窗帘，避免空间狭小引发孤独感。鼓励住院患者在病情允许的前提下多下床活动，可在病房走廊行走（注意安全，防止跌倒等），到阅读区阅读感兴趣的书籍、报刊，了解社会资讯，避免与社会脱节。

3. 提供贴心的饮食、起居照顾，确保患者身体舒适，从而让他们感受到被陪伴的温暖，意识到自己并非“一无是处的废人”。

4. 鼓励患者调整生活方式，主动陪伴他们走出病区，到医院内的小花园赏花，或在荷花池边观鱼，享受大自然的宁静与美好。应避免将患者视为弱势群体，积极邀请他们参加医院开展的各项活动，提高他们的参与感和归属感，让患者感觉即便身体有所不适，生活依旧充满活力和希望，并未因疾病而停滞不前。

（二）情感支持与陪伴

1. 积极与患者沟通。询问患者孤独的原因，了解其兴趣爱好、价值观等，从而进一步了解患者的需求和心理动态，以便更好地提供个性化照护。在这个过程中，需要掌握良好的沟通技巧，以取得患者的信任，并与患者建立良好的关系。可以采取以下几种方式进行沟通。

（1）语言沟通：聊天语速稍微放慢，语气亲和，聊患者感兴趣的话题。避免在患者面前表现出悲伤、愤怒、痛苦等负面情绪。如果能使用与患者相同的方言进行交流，可以拉近彼此的距离，取得患者的信任，从而更好地帮助患者。

（2）文字沟通：与某些听力或语言障碍的患者沟通时，可用写字板、纸笔等辅助工具，把需要表达的信息写出来，注意使用简单明了的词句，字迹清晰，让患者能够轻松理解。同时，避免催促，给予患者充分理解的时间。

（3）图像沟通：用图片、视频等方式与患者沟通，尤其适合于一些神经、躯体功能受损和动作迟缓的老年患者。如将患者喜欢的相片或全家福放在显眼的位置，经常拿患者喜欢的书画出来跟他一起欣赏，陪伴患者一起看电视，在手机中选择一些有益的视频让患者观看等。需要注意的是，不建议让患者长时间看电视、手机，以免沉迷，与社会更加脱节。

2. 认真倾听。医疗护理员与孤独患者沟通时，尊重患者是前提，认真倾听是关键，不作评价，不随意打断患者，让患者倾诉他的痛苦、困境，同时设身处地理解患者的处境，尝试从患者的角度去看待问题，深入理解患者的情感状态，并在情感上与其产生共鸣；保持一颗敏感和善良的心，对患者的痛苦和困境给予足够的同情和关注，并适时反馈，从而满足患者情感倾诉的需求，减少其孤独感。

3. 协助提供社会和家庭支持。老年患者产生孤独感，一方面是受到疾病带来的身体限制的影响，另一方面往往跟家庭、社会有着千丝万缕的联系。

（1）加强与患者家属的联系，告知家属患者的情况及需求，邀请家属来医院陪伴患者度过生日、重阳节等特殊日子。鼓励家属增加陪伴患者的时间，建议多与患者商量家中事务，尤其是患者比较关心的事，以此加深彼此的理解，增进亲人的感情，有助于缓解患者的孤独等情绪。

（2）对于家属不能经常来院看望或者丧偶失独的患者，可以邀请他们的亲戚、朋友前来探望，与患者一起参加一些活动等，让其感觉到朋友没有忘记他，亲戚也还在意他。

（3）鼓励患者在医院里、病区内找朋友，病友间相似的经历可能会获得共鸣，促进交流。积极带患者参加病区举行的关爱患者的各种活动，如健康宣教、节庆活动等。当有志愿者进病房与其谈心时，陪伴、鼓励患者，营造团体氛围，缓解其孤独感，使其获得社会支持和帮助。

（三）其他缓解孤独的方法

1. 音乐治疗。合适的音乐对患者的康复具有辅助作用，使患者的情绪得以疏导，情感得到满足。在照护期间，可以根据具体情况选用不同风格的歌曲帮助患者产生良性心理，如一些患者熟悉的优美民歌、革命歌曲，鼓励患者唱出来；也可选用安静舒缓的声音，如一些自然的白噪声、雨滴落下的声音、风吹过田野的声音等，帮助患者调节心理压力。

2. 适当的运动锻炼。运动是改善不良情绪的良药。根据患者的病情、身体情况选择适当的运动方式，医疗护理员除了陪伴，还需要保护患者，防止跌倒等不良事件的发生。

（1）对于可以自主活动的患者，经过医护人员评估后，可进行一些轻量的有氧运动，如散步、打太极拳等，有效促进身体血液循环，改善症状；还可以做一些简单的肌肉力量训练，如通过哑铃操、拉弹力带等方式，有效增强肌肉力量。

（2）对于需要用助行器协助活动的患者，医疗护理员需要备好助行器，帮助患者活动。如使用拐杖的患者，活动以散步为主，医疗护理员应在旁扶住患者另一侧身体，使其身体保持平衡；使用轮椅的患者，可以将其推至院内一些风景好的地方放松心情，还需要不定时帮助患者活动肢体。

（3）活动障碍卧床患者，可以由治疗师在床边做一些康复训练，增加关节的灵活性，防止肌肉萎缩。

3. 智力游戏。可以跟患者玩一些游戏，或者组织同病区的病友一起玩游戏。如“天天爱连线”游戏，可以锻炼患者的思维能力、判断能力及反应能力；“五子棋对战”游戏，可以锻炼患者的策略和逻辑思维能力；“俄罗斯方块”和“水果消消乐”游戏，可以锻炼患者的逻辑能力和手眼协调能力。这些游戏既能增进老年患者之间的交流和互动，还能帮助老年患者减缓记忆力衰退，提升脑、眼、手的协调能力，同时让他们在游戏中获得乐趣，消除孤独感，提高生活质量。

孤独感是一种复杂的心理状态，它源于个体与社会的疏离、与他人的隔阂以及内心深处的自我认知。面对孤独的患者，医疗护理员应采取积极的应对策略，帮助患者提高自我认知，尽量满足患者的情感需求，尊重、陪伴患者，改善不良情绪，从而促进康复。

小贴士

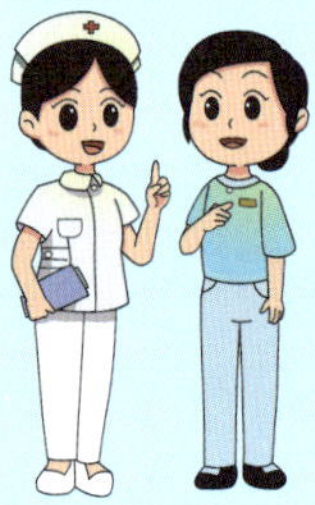

老年患者往往患有慢性疾病及退行性病变，生活常常不能完全自理。他们有的离家独自在医院生活，家人不能陪伴在身边，社会参与度低，极易产生孤独感。医疗护理员理解孤独患者的感受，尊重他们，与他们多聊天、多沟通，以多种方式影响其情感需求，能缓解孤独等不良情绪，有益于其康复。

思考题

桂奶奶第一次住院，女儿由于工作忙不能陪伴在身边，于是聘请了一名医疗护理员。桂奶奶面对陌生的环境、人员，加上身体不适，情绪低落，认为家里人不要她了，把她扔在了医院，倍感孤独、焦虑。作为医疗护理员，你应该怎样安慰桂奶奶呢？在桂奶奶住院期间，怎么帮助桂奶奶消除孤独的不良情绪呢？

（周明君、陈丽）

第五节　走出丧偶阴霾

学习目标

（1）了解丧偶患者的常见反应和整体需求。

（2）熟悉对丧偶患者的情感支持。

（3）掌握为丧偶患者提供人文关怀的方法。

丧偶对于人们而言，无疑是一次重大的打击，它带来的情感创伤往往沉重而难以愈合。多年的相依相伴，彼此成了生活中不可或缺的一部分，突然之间失去了这份陪伴与依靠，往往会产生孤独、无助、迷茫乃至绝望的情绪。

除了心理创伤，丧偶还会对患者的生活造成诸多实际影响，如生活自理能力下降、健康状况恶化（如失眠、食欲不振、免疫力降低），以及对逝者的无尽思念，甚至伴随自责与愧疚。医疗护理员需要深入了解、真诚关怀并陪伴这些经历丧偶之痛的患者，帮助他们走出阴霾，重新点燃生活的希望。

一、丧偶哀伤的阶段划分

丧偶哀伤通常经历震惊期、悲伤期、接受期三个阶段。震惊期以生活照料为主，悲伤期注重情感支持，接受期则引导患者投入新生活。

二、丧偶患者的常见反应和整体需求

（一）常见反应

医疗护理员要了解丧偶患者的心理特点，以便在工作中给予恰当的关怀。一般而言，丧偶患者常表现出以下反应。

1. 情绪反应。表现为悲伤、低落、孤独、思念逝者、无助、内疚等。有的丧偶患者情绪起伏较大，时而哭泣，时而平静；有的则可能长期陷入抑郁状态。

2. 生理反应。悲伤情绪会带来一系列生理反应，如失眠、食欲不振、体重减轻、注意力不集中、记忆力下降、身体疼痛等。

3. 行为反应。丧偶患者常常会改变原有的生活方式，如减少外出、不愿与人交往、整日思念逝者、频繁前往墓地祭奠等。

4. 认知反应。丧偶患者可能会反复回想与逝者的点点滴滴，出现“如果当时”的遐想，甚至否认配偶去世的事实。

此外，医疗护理员还需要考虑到丧偶老年患者的特殊性。由于年老体弱、独立生活能力下降，给丧偶老年患者带来的打击可能更大；丧偶老年患者常伴有一定的慢性疾病，悲伤的情绪可能会加重其原有的健康问题；丧偶老年患者的家庭和社会支持系统可能较为单一，丧偶后他们的生活质量下降、风险更大。

（二）整体需求

1. 情感支持需求。丧偶患者渴望来自他人的关心、慰问与倾听，需要情感上的支持与抚慰。

2. 生活照料需求。丧偶患者的起居饮食等日常生活都可能受到影响，需要医疗护理员在生活上给予悉心照料。

3. 社会参与需求。丧偶患者容易减少社交而陷入孤独，需要鼓励他们适度参与社交活动，获得更多社会支持。

4. 心理援助需求。部分丧偶患者可能出现严重的哀伤反应，需要专业的心理干预和辅导。

三、为丧偶患者提供人文关怀的方法

（一）提供情感支持

丧偶初期，患者的情感支持需求尤为迫切。医疗护理员应展现出充分的同理心和耐心，让患者感受到被理解、被接纳。

1. 主动关怀，适时慰问。丧偶初期，医疗护理员需加强与丧偶患者的沟通接触，主动表达关心与慰问，让他们感受到温暖。例如，可以对患者嘘寒问暖，关心其饮食起居情况；在节假日等特殊日子，送上一束鲜花，陪其聊聊天，以缓解患者的孤独感。

2. 倾听并给予支持。当患者愿意倾诉时，医疗护理员要做一个称职的倾听者，不打断、不评判，全神贯注地听，通过适时点头等肢体动作给予支持，让患者充分宣泄情绪。同时给予同情和理解，不要轻易给出建议或进行劝说，让患者感受到被倾听的重要性。

3. 接纳情绪反应。医疗护理员要向丧偶患者传达一个信息，即失去亲人后产生悲伤、思念、内疚等复杂情绪是人之常情，不必感到羞愧或有负担。鼓励他们表达自己的感受，哪怕只是默默流泪，都是宣泄悲伤的方式。接纳患者的脆弱，为他们提供一个安全的港湾。

4. 肢体抚慰。在适当的时候，医疗护理员要给予患者温暖的拥抱或握手等肢体抚慰，传递人与人之间的温情。但在肢体抚慰时，要把握分寸、得体、温和、不逾矩，避免给患者造成不适或尴尬。

（二）尊重隐私

丧偶是个人隐私，悲伤是私人情感。医疗护理员在提供帮助时，应严格保护患者的隐私。

1. 不提及隐私。如非必要，不主动打听患者的丧偶细节，如配偶死因、遗嘱分配等，更不能将患者的隐私透露给无关人员。

2. 留出独处空间。悲伤的患者有时需要独处的时间和空间，应尊重患者这一需求，不要总是打扰。当患者希望独自静一静时，应暂时离开病房，为他们创造安静私密的环境。

3. 尊重个体差异。丧偶患者的个性和文化背景不同，丧偶后的反应和需求也不尽相同。有的患者愿意倾诉悲伤，有的则选择沉默。无论何种反应方式，医疗护理员都要给予尊重与理解，避免强加干预。

4. 妥善保管私人物品。患者可能随身携带逝者的遗物等私人物品，如照片、信件等。这些物品对患者有特殊意义，医疗护理员应帮助妥善保管。

（三）鼓励社会参与

丧偶患者容易减少社交，久而久之，可能与社会脱节，进而加剧孤独感。医疗护理员应鼓励和引导患者适度参与社交活动，维持必要的人际互动，从社会支持中获得慰藉。

1. 鼓励家属探视。家庭成员是丧偶患者最重要的社会支持力量。鼓励家属多来医院探望患者，给予更多的关心和陪伴。有些家属也许不知道如何面对悲伤的患者而有所顾虑，医疗护理员可以给予家属一些沟通建议，消除他们的顾虑，让他们更好地支持患者。

2. 引导适度社交。医疗护理员应鼓励患者走出病房，参与外界活动。可以从与同病房病友的沟通、参与医院内的活动入手，逐步过渡到出院后的社区活动。参与院内的康复治疗活动，如音乐治疗、团体活动等。这些活动不仅能为患者的生活带来新意与乐趣，帮助他们恢复活力与元气，还能获得更多的支持与理解，有助于恢复社交能力。但需注意循序渐进，避免给患者带来过大压力。

（四）关注患者日常生活

丧偶打乱了患者正常的生活节奏，一些日常起居的事务可能难以为继。医疗护理员除了给予情感支持，也要关注其日常生活。

1. 关注饮食起居。密切观察患者的饮食与睡眠情况，根据医生制订的饮食方案为患者准备食物，确保患者能够摄入充足的营养与能量。

2. 创造支持性环境。与患者协商后，在病房中布置一些能让患者感到舒适的物品。允许患者保留一些逝者的遗物，以表达对逝者的怀念与哀思。

医疗护理员在面对丧偶患者时，应从给予情感支持、尊重隐私、鼓励社会参与、关注日常生活等多个方面入手，为患者提供全面而细致的照料。同时，需根据患者丧偶不同阶段的心理需求提供针对性的帮助与引导。

小贴士

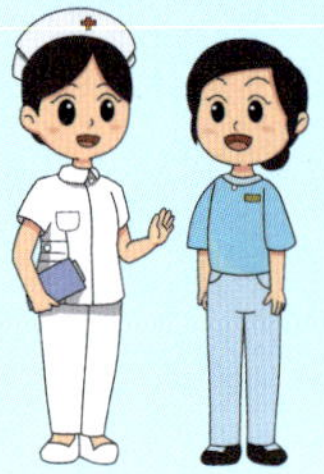

面对丧偶患者，医疗护理员应细心体察其情绪变化与生活需求，给予适时的情感慰藉，尊重其个人隐私，同时鼓励社会参与，关注其日常生活，全方位陪伴患者度过哀伤期，重拾生活信心。

思考题

桂奶奶的老伴上周过世了，她很伤心，吃不好，睡不着，每天都郁郁寡欢。滨滨阿姨应该怎么关心和安慰她呢？

（钟洋）

第六节　共度难眠之夜

学习目标

（1）了解失眠的概念及危害。

（2）熟悉导致失眠的各种原因。

（3）掌握为失眠患者提供人文关怀的方法。

睡眠对于恢复体力和精神，以及促进机体生长发育具有重要的作用。然而，睡眠障碍会严重危害身心健康，导致生活质量下降、情绪低落、认知功能减退，甚至可能诱发或加重原有的基础疾病。因此，确保充足的睡眠对于维护健康至关重要。

一、失眠的概念及危害

失眠是一种普遍的睡眠障碍，主要表现为入睡困难、睡眠维持时间短、睡眠质量差以及总睡眠时间减少，同时伴随日间认知功能障碍。对于老年人而言，失眠可能导致社会孤立、功能下降、跌倒风险增加以及认知功能受损，还可能增加痴呆、焦虑抑郁、心血管疾病、糖尿病以及神经退行性疾病的发生风险。

二、失眠的成因分析

失眠的成因多种多样，有生理因素、药物因素、环境因素以及心理因素等。生理因素，如年龄增长、身体疾病和疼痛等；药物因素，如使用激素类药物、利尿药，以及催眠药撤停后的反应等；环境因素，如噪声、光线、温度等；心理因素，如焦虑、压力、抑郁等。此外，生活习惯和饮食等也会对睡眠质量产生影响。

三、失眠患者的心理需求

失眠患者往往面临焦虑、抑郁等心理问题，他们在寻求治疗的同时，也渴望得到关怀和支持。失眠患者的心理需求主要包括被理解和接纳、获得安全感和信任感，以及得到心理疏导和支持等。

四、为失眠患者提供人文关怀的方法

（一）创造舒适安全的睡眠环境

医疗护理员可以调节病房的温度、湿度和光线，以营造适宜休息的氛围。同时，提醒患者避免在临睡前过度使用手机、平板电脑等电子设备。

（二）协助患者保持规律的作息时间

医疗护理员应帮助患者调整生活习惯，每天固定时间入睡和起床，以调整生物钟，提高睡眠质量。

（三）倾听与理解

医疗护理员应耐心倾听患者的诉求，理解他们的痛苦和困扰，并尊重他们的感受和体验。通过建立信任关系，让患者感受到安全和信任。

（四）记录失眠日记

医疗护理员应指导患者记录每周的失眠情况，包括失眠的夜晚次数、睡眠时间、失眠原因和药物使用情况等，有助于分析失眠模式并制定相应的干预措施（表1）。

表1　失眠日记

失眠日期	睡了几个小时	失眠原因	是否吃了安眠药	吃了什么药及数量	没吃药能睡几个小时	吃药后能睡几个小时	次日精神状态

（五）实施个性化照护

针对患者的具体情况，制订个性化的调适方案。

1. 由疾病引发的失眠，患者常表现出白天嗜睡、夜间活跃及精神欠佳等症状。医疗护理员应鼓励患者积极遵从医嘱配合治疗，并为他们营造一个干净、整洁、舒适、轻松的睡眠环境，如整理好床铺和床头柜。在饮食上，需兼顾患者的营养需求和饮食禁忌，同时注重食物的色、香、味、形搭配。对于因病痛难以入眠的患者，如慢性支气管炎患者因咳嗽、咳痰、喘息而难以安眠，医疗护理员应协助他们调整至舒适的体位，鼓励其适时咳嗽，定期替其翻身拍背以促进痰液排出；对于呼吸困难患者，则帮助其采取半卧位，确保呼吸顺畅，从而改善失眠情况，促进安眠。

2. 药物因素导致的失眠需得到重视。医疗护理员应指导患者规范用药，避免药物不良反应，可设置服药提醒或采用醒目的用药提醒工具来辅助。避免患者自行增减药物或停药，如遇到用药疑问，可列出详细清单，明确每种药物的剂量、服用时间及服用方式。

3. 心理因素是影响睡眠的关键因素之一。住院患者常感到孤独、无助，易产生负面情绪，如退休后社交减少、家庭矛盾、经济压力等均可导致失眠。医疗护理员作为患者的贴心陪伴，需深入了解患者失眠的心理根源，并给予恰当的劝慰。对于无法改变的问题，应引导患者学会接受，拓宽社交圈；同时，鼓励患者调整心态，学会自我放松，采用松弛疗法等心理调节方法。

4. 行为和环境因素对睡眠同样重要。建议患者参与有益身心的活动，如唱歌、听音乐，以改善失眠状况，进行适当的体育活动如打太极拳、散步等，有助于增强心肺功能，但睡前应避免剧烈运动。还要提醒患者避免食用兴奋性食物，如咖啡、浓茶等，避免抽烟喝酒，睡前不宜过饱或食用不易消化的食物，避免睡前进行刺激性的脑力活动或观看兴奋性的影视作品。卧室环境应保持安静、舒适，光线柔和，温度适宜。患者应保持规律的作息时间，无论前一晚睡眠如何，都应按时起床。此外，应让患者只在有睡意时上床，若卧床 20 分钟后仍无法入睡，可起床进行简单活动，待有睡意时再回床睡觉，避免在床上进行与睡眠无关的活动。

医护人员、家属和医疗护理员应密切关注患者的心理需求，并采取切实有效的措施来满足他们的需求，只有这样，才能真正实现失眠患者的全面康复。同时，社会大众也应加强对失眠问题的认识和理解，为失眠患者提供更多的关怀和支持。

小贴士

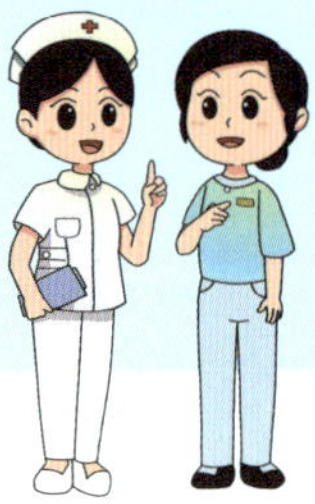

环境、心理因素对失眠患者影响很大，医疗护理员应提供舒适、整洁的病房环境，鼓励患者日间进行一些适宜的活动，合理安排饮食，促进患者规律作息。

思考题

滨滨阿姨：“桂奶奶，今天天气好，我们下楼晒晒太阳吧，荷花池里的荷花开得特别漂亮。”桂奶奶：“不去了，晚上睡不好白天总感觉很疲倦，哪都不想去。”请问滨滨阿姨怎么帮助桂奶奶改善睡眠情况呢？

（陈周林）

第七节 无声世界关怀如歌

学习目标

（1）了解失语症的定义。

（2）熟悉与失语症患者沟通的技巧。

（3）掌握为失语症患者提供人文关怀的方法。

在现代社会，有一群人因脑血管疾病、脑外伤、脑部占位性疾病等导致语言能力受损甚至完全丧失，他们就是失语症患者。这类患者身处困境，无法用言语表达自我。医疗护理员如果无法理解他们的想法，无法在他们急切想表达时提供帮助，那么患者和医疗护理员都会感到身心疲惫。那么，该如何照护失语症患者呢?

一、失语症患者的世界

失语症，这一医学术语背后，隐藏着无数患者的辛酸与无奈。它是一种由大脑受损引起的获得性言语障碍，患者的理解、表达、阅读、书写、复述、命名等功能会出现不同程度的障碍。这些障碍可能单独出现，也可能组合出现，其中最常见的是语言表达和口语理解障碍，即患者“说不出”，也“听不懂”。

在语言能力受损的情况下，失语症患者仍然能够感知周围发生的事情，思想也清晰明了。然而，他们却无法理解周围人的谈话，无法回应别人的询问，有需求难以表达。他们努力尝试说话，但说出的只言片语往往与意图不符；他们想写字，却拿起笔来不知所措。经过多次受挫后，说话变得越来越困难，他们渐渐失去了开口的勇气。

除了身体上的不便，失语症患者还面临着巨大的心理挑战。他们曾经或许拥有流利的语言，如今却只能依靠肢体动作、表情或简单的文字来交流。这种巨大的落差让他们感到自卑、无助，甚至被社会孤立。这种情绪上的负担往往比身体上的疾病更加沉重、更加难以承受。

二、失语症患者常见的心理反应和需求

（一）心理反应

1. 沟通挫败。失语症患者无法用语言表达思想、感受和需求，常感到沟通上的巨大挫败。这种无效的交流尝试往往让他们陷入沮丧与无助的情绪泥潭。

2. 焦虑与恐惧交织。疾病对生活造成的重大影响，使失语症患者对未来能否恢复正常感到恐惧与不安，同时，无法与人顺畅沟通的困境也加剧了他们的焦虑情绪。

3. 自尊心受挫。语言能力的丧失让失语症患者感觉自我形象不再完整，自尊心因此受到严重打击。为避免暴露语言障碍，他们可能会刻意回避社交。

4. 抑郁情绪笼罩。长期面临沟通难题和自尊心持续受损，失语症患者容易陷入抑郁状态，表现为情绪低落、兴趣缺失以及精力衰退等。

5. 孤独感蔓延。沟通障碍像一道无形的墙，将失语症患者与周围人隔绝开来。他们渴望交流，却因无法有效沟通而感到深深的孤独与无助。

6. 认知功能受损。部分失语症患者还可能伴有记忆力减退、注意力不集中等认知障碍，这些问题无疑为他们的心理负担增添了新的重量。

（二）整体需求

1. 沟通需求。失语症患者渴望找到一种有效的沟通方式，以准确表达自己的思想、情感与需求，并期望他人能够真正理解他们的意图。

2. 心理支持需求。面对失语症带来的情绪困扰和自卑感，患者需要充足的情感支持，以帮助他们积极应对并走出困境。

3. 康复训练需求。失语症患者希望通过专业的康复训练来恢复或改善自身的语言能力，进而提升生活质量，重拾自信。

4. 生活自理需求。失语症患者期望在日常生活中能够实现更多的自理，减少对他人的依赖，以维持独立的生活状态。

5. 信息获取需求。失语症患者渴望获取关于失语症的详尽知识以及相关的医疗资源信息，更好地了解自己的病情，以便进行有效的治疗。

三、如何在沉默中传递爱与关怀

（一）自我介绍与建立信任

建立信任至关重要。医疗护理员在和失语症患者初次见面时，应以温暖平和的语气进行简单的自我介绍，清晰说明自己的身份、来意及将如何协助患者。语言要简洁明了，便于患者理解。同时，通过观察患者的反应，用微笑和眼神传递善意，逐步建立起彼此间的信任。

（二）非言语沟通是桥梁

善用书写、肢体语言及沟通辅具。若患者能书写，则可通过纸笔来交流；若患者肢体僵硬无法书写且听力有碍，则可在纸上写下问题，让患者选择是或否；还可借鉴儿童识物书，给患者选择他们想要表达的物品或意思。要与失语症患者达成有效的非言语沟通共识，医疗护理员应教会患者使用简单的肢体语言来表达需求。例如，点头表示理解或同意，摇头表示不明白或不同意。此外，患者也可通过手势来传达如喝水、头疼等具体需求。如此一来，双方能够更好地理解和交流。

鼓励患者多说话，给予赞扬和肯定。鼓励患者说出简单的日常用语，如“早安”“你好”“再见”“谢谢”等，耐心等待患者表达，并给予积极的反馈。如果患者想说却说不出来，可以给他一些提示，如提示第一个字或是物品的功能等，不用着急帮他说出来。练习应时间短、次数多，营造轻松的谈话氛围，以保持患者与人沟通的兴趣。

（三）耐心倾听与细心观察

在与失语症患者交流时，医疗护理员应保持耐心和细心，与患者说话内容要简短具体，放慢语速，站在患者正前方，确保他们能看清医疗护理员的面部表情和口型，避免使用抽象词汇，必要时重复并配以手势。仔细观察患者的表情、眼神和肢体动作，尝试理解他们想要表达的意思。主动询问他们是否需要帮助，尽量满足他们的需求。

（四）情绪支持与心理疏导

失语症患者常因无法用语言表达而陷入沮丧、焦虑或无助之中。此时，医疗护理员应给予他们充分的情绪支持，用温暖柔和的语言安慰患者，明确表示理解他们的感受，并会一直陪伴在身边，及时给予反馈。医疗护理员还需根据患者的情绪变化灵活调整沟通方式，确保患者能感受到无微不至的关心与支持，让他们明白自己并非孤军奋战。

（五）日常照顾与陪伴

除了采取有效的沟通方式，医疗护理员还要全面照顾失语症患者的日常生活，包括协助他们洗漱、穿衣、用餐等。在这一过程中，医疗护理员要始终尊重患者的个人意愿和生活习惯，努力营造家一般的温馨氛围与舒适感。同时，鼓励患者参与力所能及的自理活动，提升生活自理能力。此外，还可以陪伴患者共度闲暇时光，无论是聊天谈心、聆听音乐、观看电影，还是下棋对弈、共玩游戏，都旨在让患者感受到生活的丰富多彩与美好温馨。

（六）社会、家庭的关注与支持

失语症患者不仅需要医疗层面的专业帮助，更离不开社会和家庭的深切关怀。

1. 医疗护理员应主动与家属紧密沟通，全面告知家属患者的状况，并携手制订照护计划。例如，提前与家属商讨探视时的交流内容，让患者更多参与家庭事务，特别是针对老年患者关心的孙辈成长等话题，家属应及时分享，以安抚患者心绪，增强其归属感。同时，医疗护理员还需协助家属理解患者的非言语表达，促进家庭和谐，为患者康复创造良好环境。

2. 医疗护理员应积极参与科室组织的失语症知识宣传教育活动，不断学习先进的照护技巧，为患者提供更加专业、贴心的照护。在活动中，可以分享个人的护理经验和感悟，让更多人深入了解失语症患者的内心世界，与志愿者共同努力，营造更加友善、包容的社会氛围。

失语症患者是一个亟须我们关注与帮助的特殊群体，他们虽无法用言语诉说心声，但内心世界同样丰富多彩。让我们以耐心、尊重和关爱为桥梁，温暖他们的心灵，让他们感受到生活的希望与美好。

小贴士

对失语症患者的人文关怀不仅是一种护理方式，更是一种用心去感受、去理解、去陪伴的态度。只有当我们真正用心去关爱他们时，他们才能感受到生活的美好和温暖。

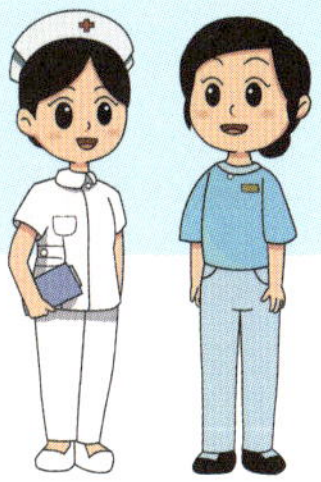

思考题

桂奶奶脑部手术后患上了失语症。滨滨阿姨怎样和桂奶奶进行肢体语言的交流呢？

（高丽丽）

第八节　关怀装点特殊日子

学习目标

（1）了解老年患者的心理特点。

（2）熟悉老年患者健康状况的监测。

（3）掌握在特殊日子为老年患者提供人文关怀的方法。

在快速发展的现代社会里，老年人作为不可或缺的社会成员，其生活质量与精神需求愈发受到人们的重视。他们历经一生的辛勤耕耘，理应在晚年收获更多的关爱与陪伴。诸如生日、节日、纪念日等特殊时刻，对于老年人而言，是承载着他们深厚情感与寄托的重要节点。因此，在这些特殊日子里，加强对老年人的人文关怀，不仅能为老年人的生活增添色彩，也是对他们精神层面的温柔抚慰与悉心呵护。

一、老年患者的心理特点

老年患者的生理机能逐渐衰退，社会角色发生转变，常伴随着一系列复杂的心理变化，主要体现在以下三个方面。

（一）孤独感增强与依赖性提升

随着年岁的增长，老年患者面临社交圈缩小，亲朋好友逐渐疏远或离世的情况，更容易感受到孤独。这份孤独感促使他们更加依赖家庭和社会的支持，同时对医疗服务的依赖也显著加深。老年患者的认知功能会出现不同程度的下降，表现为记忆力减退、注意力难以集中等。这种认知能力的退化会影响他们对疾病的理解，并影响治疗方案的执行，因此需要更加耐心地指导他们，帮助他们应对。

（二）焦虑与恐惧情绪滋生

老年患者时常面临疾病的侵扰和对死亡的恐惧，这些心理状态往往使他们陷入焦虑与恐惧。这种情绪不仅扰乱了他们内心的平静，还可能对治疗效果和康复进程产生不利影响。

（三）自尊心强烈与固执己见

老年患者通常拥有强烈的自尊心，并常常固执己见。他们渴望自己的经验和知识得到他人的尊重与认可。在治疗过程中，这种心理可能使他们对医生的建议和治疗方案产生抵触，不易接受治疗和新的观点。

二、在特殊日子为老年患者提供人文关怀的方法

针对老年患者的心理特点，医疗护理员应深入理解他们的情感需求，尤其是在每一个特殊日子里，给予他们更加细致入微的关怀与爱护。

（一）强化情感陪伴

在特殊日子里，亲人、朋友及邻里的陪伴会让老年患者倍感温暖。医疗护理员可积极协助家属组织温馨的家庭聚会，让老年患者在欢声笑语中享受欢乐时光。此外，还可以利用电话、视频等通信方式，帮助老年患者与远方的亲人建立联系，让他们深切感受到亲情的温暖与牵挂。

（二）精心挑选礼物

一份贴心的礼物能够充分表达医疗护理员对老年患者的关爱与尊重。在选择礼物时，应充分考虑老年患者的兴趣爱好、实际需求等，如精选书籍、手工艺品等。此外，亲手制作的礼物如贺卡、手工编织品，更能传递出深厚的情感与诚意。

（三）营造节日氛围

在特殊日子里，营造浓厚的节日氛围能够唤起老年患者的情感共鸣。可以通过摆放鲜花、贺卡，播放欢快的音乐等方式，为老年患者打造一个温馨、喜庆的环境，让他们沉浸在节日的欢乐与喜庆之中。

（四）关注健康状态

老年患者的身体健康始终是我们关注的焦点。在特殊日子里，医疗护理员应更加关注老年患者的身体状况，提醒他们按时服药、合理饮食、适度运动，确保他们的身体得到妥善照顾。

（五）鼓励分享美好回忆

老年患者有丰富的回忆与故事。在特殊日子里，可以邀请老年患者分享他们的过往经历、人生感悟，让他们感受到自己的价值与重要性。同时，还应耐心倾听老年患者的心声，了解他们的需求与期望，以便为他们提供更加贴心的关怀与服务。

（六）加强健康状况监测

在特殊日子前后，医疗护理员应与护士紧密配合，加强对老年患者健康状况的监测，包括定期测量体温、血压、血糖等指标。鼓励患者自我监测健康状况，并指导他们简单的自我护理方法，确保他们的身体健康得到全面保障。

总之，老年人的幸福与安康直接关乎整个社会的和谐稳定。在特殊日子里，医疗护理员更应悉心倾听老年患者的心声，密切关注他们的需求与感受。要深入了解老年患者的烦恼、生活需求以及健康状况，积极帮助他们解决实际困难，提供必要的帮助与支持，努力为他们营造一个充满尊严、尊重与关怀的社会环境，确保在他们每一个重要的日子里，都能以温暖的行动和真挚的关怀相伴其左右。让我们携手并肩，共同为老年患者打造一个温馨、和谐、美好的生活空间。

小贴士

特殊日子是老年患者心理寄托的重要时刻。医疗护理员应了解老年患者的情感需求，在每一个特殊日子里，给予他们更多的关爱。可为患者带去节日的问候与祝福，邀请家属一起陪伴患者度过春节、中秋节、生日等节日，为他们营造一个有尊严、有尊重、有关怀的社会环境。

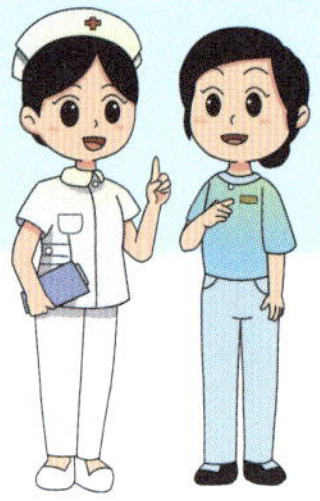

思考题

病房在重阳节举办“金色年华，温馨相伴”敬老爱老活动，活动内容有才艺展示、亲友祝福等。桂奶奶看到宣传单后开始与医疗护理员准备当天想穿的衣服和展示的才艺，但是与儿子通电话后，她说不参加了。作为她的医疗护理员，你应该怎么做？

（陈周林）

第九节 在温情中渡过围手术期难关

学习目标

（1）了解围手术期患者常见的心理特点。

（2）熟悉为围手术期患者提供心理支持的方法。

（3）掌握对围手术期患者进行人文关怀的方法。

围手术期是指从患者决定接受手术治疗开始，到手术后康复结束的整个过程。手术作为临床治疗中不可或缺的手段，其过程通常伴随诸多不确定性和不稳定性，往往给患者带来沉重的心理压力。若不能妥善应对，不仅会加剧患者的身体痛苦，还可能引发焦虑、恐惧等严重的心理负担。医疗护理员应提供详尽的信息，与患者建立起信任，给予患者情绪支持，引导患者保持积极心态，以减轻其心理负担。

一、围手术期患者常见的心理特点

（一）焦虑与恐惧

焦虑与恐惧是围手术期患者最为普遍的心理反应。患者往往会对手术流程、效果及术后恢复的不确定性感到深深忧虑，担心手术风险、疼痛程度、恢复时长以及潜在的并发症等。这种焦虑和恐惧可能导致患者情绪紧绷、失眠、食欲下降，进而影响手术的顺利进行及术后康复。

（二）依赖与无助感

围手术期间，患者因身体虚弱和疼痛而倍感无助，渴望得到医疗护理员的悉心照料与家人的坚定支持。这种依赖和无助感可能削弱患者的自信心，对康复进程产生消极影响。

（三）期望与担忧交织

患者对手术效果寄予厚望，希望通过手术根治疾病，重拾健康。然而，他们也对手术效果心存疑虑，担心手术未能达到预期效果或术后出现复发、转移等情况。这种期望与担忧并存的心态可能导致患者情绪波动，从而对康复进程产生不利影响。

（四）悲观与消极

部分患者对手术结果持悲观态度，认为手术无法彻底解决问题，或担忧术后生活质量大幅下降。这种悲观和消极情绪可能使患者丧失信心，对康复产生抵触情绪，甚至影响治疗效果。

针对这些心理特点，医疗护理员和家属应给予患者充分的关爱与支持，帮助他们缓解焦虑和恐惧情绪，树立战胜疾病的信心，积极配合治疗；同时，通过心理咨询、健康教育等途径，帮助患者更好地应对围手术期的心理挑战。

二、为围手术期患者提供人文关怀的方法

（一）术前准备阶段

手术前夕，患者往往因对未知手术的恐惧和对疼痛的担忧而倍感紧张。医疗护理员应当秉持尊重、理解与关怀的态度，与患者建立深厚的信任关系，以有效缓解其不良心理反应，让患者在温暖、关爱与呵护中渡过难关。

1. 帮助患者向医护人员咨询。医疗护理员应采用通俗易懂的语言，为患者清晰解释手术的具体时间，并引导他们向医护人员提出疑问，以获得详尽的解答。这样，患者可以更全面地了解手术情况，从而减少不必要的担忧。

2. 倾听患者的顾虑。医疗护理员应给予患者充分的表达空间，对他们的疑虑和担忧给予积极回应与安慰，帮助患者逐步建立起对手术的信心。

3. 提供心理支持。可以教给患者深呼吸、放松等技巧，以缓解患者的紧张情绪，使患者保持平和心态。同时，给予患者积极的心理暗示，如“你很勇敢，你一定能顺利康复”，进一步坚定他们的信心。此外，鼓励患者通过听音乐、看视频、阅读书籍或其他感兴趣的活动来转移注意力，减轻焦虑情绪。

4. 饮食的护理。根据医生及护士的指导，严格遵循禁食的规定，以避免术中胃内残留物导致呕吐和窒息。同时，耐心向患者解释这一要求的重要性，以取得他们的理解与配合。对于佩戴活动假牙的患者，应提醒其取下，以防麻醉过程中假牙脱落造成窒息。

5. 提供舒适的环境。医疗护理员应确保病房内的温度、湿度适宜，为患者打造一个温馨舒适的康复空间。

6. 做好术前准备。若患者病情允许，应提前一天安排患者洗澡，根据需要为男性患者剃须。同时，为患者更换干净的病员服，保持患者皮肤清洁干燥。此外，还需提醒患者不要穿内衣内裤，不佩戴戒指、项链等首饰，以确保手术的顺利进行。

（二）术后护理阶段

术后，患者往往会因疼痛、留置管道引起的不适，以及对病情恢复和生活自理能力的担忧，而感到死亡威胁的逼近。因此，对于术后患者，医疗护理员需给予更加细致的关怀与陪伴，用鼓舞人心的话语表达对患者的同情与支持，用真诚的关爱减少他们的孤独感，引导他们正确面对疾病，积极配合治疗，从而促进病情的康复。

1. 及时通报手术结果。术后，医疗护理员应第一时间向患者及其家属传达手术结果，以安抚患者的紧张情绪。

2. 密切观察术口状况。医生会定期为患者更换术口敷料，医疗护理员需细心观察敷料情况。若发现敷料被渗血或渗液浸湿，应立即通知医护人员处理。同时，要提醒患者避免揉搓术口，术口愈合过程中可能出现轻微的痒感属于正常现象。若术口出现红肿、疼痛加剧，应及时联系医生。

3. 关注患者疼痛管理。术后疼痛是患者常见的困扰，医疗护理员需根据患者的疼痛程度，及时与医生沟通，执行医生制订的疼痛管理方案，确保患者疼痛得到及时缓解。

4. 提供舒适护理。对于术后行动不便或无法下床的患者，医疗护理员应协助其使用床上便器，保持清洁卫生。如果患者出汗较多，应及时用毛巾擦干，更换衣物，以防感冒。

5. 加强安全护理。术后患者可能留置有导尿管、引流管等，医疗护理员需向患者解释留置管道的目的和重要性，防止患者自行拉扯导致管道滑脱。在患者翻身时，要妥善固定管道，避免受压、打折或脱出。

6. 鼓励适量活动。对于术后卧床的患者，医疗护理员应鼓励其在床上进行适量运动，如协助其抬腿、活动脚部或进行按摩，防止长时间卧床导致压力性损伤或静脉血栓。

通过以上全面细致的护理措施，医疗护理员为围手术期患者提供全方位的人文关怀，能够有效减轻他们的心理压力，提高治疗效果和生活质量。

总之，在整个围手术期，医疗护理员应当持续向患者传递关爱与支持，确保患者能够深切感受到温暖与呵护。须严格尊重患者的隐私权，未经患者明确同意，绝不泄露其个人信息及病情细节。此外，还应积极鼓励患者家属参与到围手术期的护理工作中来，让他们充分了解患者的实际状况，与患者共同面对挑战，为患者提供坚实的情感支撑。

小贴士

围手术期患者往往存在焦虑、恐惧、期待与担忧并存的心理，医疗护理员应给予患者足够的关爱和支持，帮助他们缓解焦虑和恐惧情绪，树立信心，积极配合治疗。

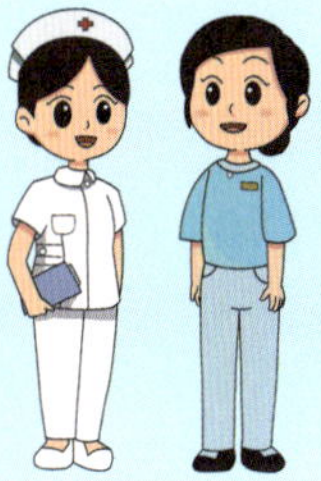

思考题

桂奶奶术后三天了，还一直担心病情不能恢复，睡不着觉。作为医疗护理员，你如何安慰患者？

（黄小兰）

第十节　生命末期的温情陪伴

学习目标

（1）了解临终关怀的意义。

（2）熟悉临终患者五个心理阶段的特点。

（3）掌握为临终患者提供人文关怀的方法。

“你很重要，因为你是你，即使活到最后一刻，你仍是那么重要……”这是临终关怀的先驱西西里·桑德斯的名言，深刻体现了对生命的无上尊重，以及对生命意义的肯定。随着时代的不断演进、经济的蓬勃发展，社会老龄化的趋势日益加剧，慢性病、癌症等发病率急剧攀升，临终关怀的需求呈现出爆发式的增长。

在这一关键阶段，医疗护理员扮演着举足轻重的角色。他们不仅致力于缓解患者的身心症状、有效管理疼痛、提供全面的心理支持，还专注于为患者提供临终关怀的综合性照护。更重要的是，他们通过赋予患者尊严与温暖，助力患者能够安然、舒适地度过生命的尾声。

让我们一同走进临终患者的内心世界，探寻他们生命最后阶段的心路历程和照护技巧。

一、临终患者的五个心理阶段

临终关怀作为一种跨学科的综合临床服务形式，专为生存期不超过 6 个月的临终患者提供全面、多维度的照护，涵盖躯体、心理、社会适应、灵性需求等多个方面。库伯勒 – 罗斯模型将临终患者的心理状态细分为否认期、愤怒期、协议期、忧郁期和接受期五个阶段。

（一）否认期

当患者首次得知自己罹患不治之症时，往往会表现出极度的震惊与否认，他们可能会反复说：“不，这不可能是我！”“这一定不是真的！肯定是哪里出错了！”患者拒绝接受自己身患绝症或病情恶化的现实，怀疑这是医生的误诊，并四处求医，试图推翻这一诊断。实际上，这种否认是患者暂时逃避残酷现实所带来的巨大压力而采取的一种心理防御机制，以帮助他们争取更多时间，逐渐面对即将到来的死亡。这是患者得知死讯后的初步反应，其适应时间的长短因人而异。多数患者能够较快地走出否认阶段，但也有部分患者直至生命终结仍停留在这一阶段。

应对措施：

1. 医疗护理员应以真诚、忠实的态度面对患者，避免直接揭露其防御机制，同时也不应欺骗患者。对于患者对病情的询问，应坦诚而温和地回应，并确保与其他医护人员及家属在患者病情描述上保持一致。

2. 在维护患者适度希望的同时，耐心倾听他们的诉求。在沟通过程中，应因势利导，循循善诱，引导患者树立正确的人生观和死亡观，帮助他们逐步接受现实。

3. 应经常陪伴在患者身边，巧妙运用非言语交流技巧，如可以通过轻抚面部、手部或拍打肩膀等身体接触来表达关怀。同时，要善于倾听，尽力满足患者的心理需求，让他们感受到医疗护理员传递的温暖与关怀。有时，只是静静地陪伴在旁边，便是对患者最大的关爱。

（二）愤怒期

当临终患者不再对其病情否认，且确诊的坏消息得到证实后，他们往往会经历气愤、暴怒和嫉妒的心理反应。在这一阶段，患者会表现出明显的愤怒和怨恨情绪。他们可能会愤愤不平地想：“为何偏偏是我？”“命运为何如此不公？”“我怎么就这么不幸？”这种情绪往往导致他们无故迁怒于家属、医护人员，发泄内心的苦闷与无奈，或是抱怨世间的不公，甚至通过摔打物品对治疗和护理提出苛刻要求。

应对措施：

1. 医疗护理员需展现出足够的爱心与耐心，将患者的愤怒视为一种正常的情绪反应，允许他们通过发怒、抱怨或不合作的行为来宣泄内心的不满与恐惧。同时，医疗护理员需保持警惕，预防意外的发生。

2. 医疗护理员应为患者提供一个适宜的环境，让他们能够自由表达或发泄内心的情感。在此基础上，进行必要的心理疏导，帮助他们顺利渡过心理难关，避免长时间停留在否认阶段，从而确保患者能够及时接受必要的治疗。

（三）协议期

当愤怒的情绪逐渐消散，患者开始正视自己罹患绝症的现实。他们或许会感慨："如果能给我一年的时间，我将会……"在这一阶段，患者已经接受了既定的事实，内心仍怀揣着奇迹发生的希望。为了最大限度地延续生命，他们渴望找到有效的治疗方法，并愿意为此作出诸多承诺，仿佛这些承诺是换取生命延续的必要条件。此时的患者对生存仍抱有一线希望，也愿意积极配合治疗。然而，这一阶段的持续时间并不像前两个阶段那样长。实际上，这种协议阶段的心理反应，是患者对于延缓死亡的一种深切乞求，体现了人的生命本能和强烈的生存欲望。在经历了"否认"与"愤怒"之后，临终患者会不遗余力地探寻延长生命的方法，或是期望能够避免死亡带来的痛苦与不适。这是一种自然而然的心理发展历程。

应对措施：

1. 医疗护理员应积极主动地关心并指导患者，加强日常护理，力求满足患者的各项需求。通过细致的照护，帮助患者更好地配合治疗，从而减轻痛苦，有效控制症状。

2. 医疗护理员要鼓励患者坦诚地表达内心的感受，尊重他们的信仰与观念。此外，还要积极对患者进行教育和引导，帮助他们减轻心理压力，以更加平和的心态面对生命的最后阶段。

（四）忧郁期

在历经了前三个阶段的挣扎后，临终患者的身体状况愈发虚弱，病情也进一步恶化。此时，他们曾经的愤怒逐渐被一种沉重的失落感所替代。"好吧，这就是我的命运！"当患者意识到身体状况每况愈下，再也无法改变现实时，他们会陷入一系列复杂的心理反应，这些反应包括悲伤、低落、退缩、沉默、抑郁以及绝望等。他们开始为后事做准备，内心充满了哀伤。在这一阶段，患者渴望与亲朋好友相聚，希望亲人能够时刻陪伴在侧。

处于忧郁期的患者，对周围事物表现出明显的淡漠，言语减少，反应迟钝，对任何事物都失去了兴趣。然而，这种忧郁心理对于临终患者来说有其积极的一面。它有助于患者达到一种接纳死亡的心境，因为只有经历过内心剧痛和抑郁的洗礼，他们才能真正地放下，走向安详与宁静的生命终点。

应对措施：

1. 医疗护理员应给予患者更多的同情与照顾，通过鼓励和支持来增强其信心。

2. 时常陪伴在患者身边，允许他们以不同的方式表达情感，无论是忧伤还是哭泣，都是他们情感宣泄的途径。

3. 为患者创造一个舒适的环境，鼓励他们保持自我形象和尊严，让他们在最后的日子里也能感受到被尊重与关爱。

4. 积极寻求社会支持，给予患者精神上的慰藉。鼓励亲朋好友前来探望，并尽量让家属多陪伴在患者身边，让患者感受到家人的温暖。

5. 密切观察患者的心理状况，及时发现并疏导他们的负面情绪，预防自杀倾向的发生。通过积极的引导和关怀，帮助患者平静地度过生命的最后阶段。

（五）接受期

“好吧，既然无法改变，那我就坦然面对吧。”“我已经准备好了。”当患者到达这一阶段时，他们会感到自己已经竭尽全力，心中不再充满悲哀和痛苦，开始正视并接纳即将到来的死亡。此时的患者表现得异常平静，展现出一种令人钦佩的坦然态度。他们不再对命运抱有怨言，更倾向于独处，睡眠时间有所增加，情感表达也相应减少。

应对措施：

1. 医疗护理员应积极主动地与医护人员合作，协助患者完成他们未了的心愿，同时继续给予他们关心和支持，让他们感受到温暖和陪伴。

2. 尊重患者的意愿，不强迫他们进行交谈，给予他们足够的私人空间和时间，让他们能够按照自己的节奏和方式处理内心的情感。

3. 为患者提供一个安静、舒适的环境，尽量减少外界的干扰，让他们能够在宁静中度过最后的时光。

4. 认真、细致地做好临终护理工作，确保患者在离世时能够保持平静、安详，并维护他们的尊严，让他们能够有尊严地离开这个世界。

二、为临终患者提供人文关怀的方法

（一）症状控制

1. 疼痛护理。

（1）根据疼痛部位协助患者采取舒适的体位。

（2）为患者打造安静、舒适的环境。

（3）配合医护人员给予止痛药，患者疼痛症状缓解时应当注意观察药物疗效和不良反应。

（4）陪伴患者参加多种形式的疼痛教育，鼓励患者主动讲述疼痛及疼痛自评方法，了解疼痛的原因，以及减轻和避免疼痛的其他放松方法，包括音乐疗法、注意力分散法、自我暗示法等。

2. 睡眠障碍。

（1）创造良好的睡眠环境，减少夜间强光及噪声刺激。对于睡眠障碍的患者，尽量营造家庭式的睡眠氛围，适当播放舒缓的轻音乐，使用温暖柔和的灯光、香薰，或通过泡脚、增加日间活动等措施帮助患者入眠。

（2）为呼吸困难患者提供安静、舒适、洁净、温湿度适宜的环境，每日摄入适度的热量。根据营养支持方式做好口腔护理，保持呼吸道通畅；痰液不易咳出者采用辅助排痰法，协助患者有效排痰；根据病情取坐位或半卧位，改善通气，以患者自觉舒适为原则；指导患者有计划地进行休息和活动。

3. 咳嗽、咳痰。

（1）提供整洁、舒适、温湿度适宜的环境，减少不良刺激。

（2）保持舒适体位，避免诱因，注意保暖。

（3）对于慢性咳嗽者，给予高蛋白、高维生素、足够热量的饮食，少量多次饮水。

（4）促进有效排痰，包括深呼吸和有效咳嗽、湿化及雾化疗法。

（5）记录痰液的颜色、性质、量，协助医护人员正确留取痰标本。

4. 咯血。

（1）大咯血患者应绝对卧床，取患侧卧位；出血部位不明患者取平卧位，头偏向一侧。

（2）及时清理患者口腔或鼻腔中的血液，安慰患者。

（3）给予患者吸氧。

（4）观察、记录咯血量和性状。

（5）保持患者排便通畅，避免用力排便。

5. 恶心、呕吐。

（1）出现前驱症状时，协助患者取坐位或侧卧位，预防误吸、呕血。

（2）清理呕吐物，更换干净的床单。

6. 呕血、便血。

（1）让患者卧床，呕血患者床头抬高 10° ～ 15° 或头偏向一侧。

（2）及时清理呕吐物，做好口腔护理。

（3）观察患者神志及生命体征变化，记录出入量，发现异常及时报告。

7. 腹胀。

（1）协助护士帮助患者采取舒适体位或行腹部按摩、肛管排气等减轻腹胀。

（2）协助患者合理饮食，适当运动。

（3）做好相关检查的准备工作。

8. 水肿。

（1）轻度水肿患者应限制活动，严重水肿患者应取适宜体位卧床休息。

（2）必要时配合记录每日液体出入量。

（3）配合医护人员，限制患者钠盐和水分的摄入，根据病情摄入适量蛋白质。

（4）预防水肿部位出现压力性损伤，保持皮肤完整性。

9. 发热。

（1）配合护士监测患者体温变化，及时报告异常体温。

（2）帮助患者卧床休息，做好生活护理。降温过程中出汗时，及时擦干患者皮肤，随时更换衣物，保持皮肤和床单清洁、干燥；注意降温后的反应，避免虚脱。

（二）舒适照护

1. 提供舒适环境。病房温湿度适宜，光线以患者感到舒适为宜，避免光线直接照射眼睛。做好环境的干净整洁，保持病房安静温馨，床单元整洁无异味。

可按照患者的习惯放置物品，条件允许的情况下，可摆放鲜花来增加生机。

2. 协助做好口腔护理，观察口唇、口腔黏膜、牙龈、舌苔有无异常；口腔有无异味；牙齿有无松动，有无活动义齿。如有口干不适，鼓励患者少量多次饮水。

3. 协助沐浴和床上擦浴。调节室温和水温，避免烫伤。注意保护患者隐私，给予遮蔽。协助患者更换清洁衣服，帮助患者保持头发清洁、发型美观。

4. 对大小便失禁的患者要注意保护其隐私及尊严，避免出现敏感的言语及行为。

5. 协助患者合理饮食，少量多餐，可根据患者的饮食喜好提供可口有营养、不需太过咀嚼的食物。在患者需要时提供食物，放在患者易拿到的地方；遵医嘱予以营养支持，鼻饲患者也要保持口唇的湿润，避免出现皲裂不适。每餐提供不同的食物，增加患者食欲，在患者进餐时减少任何可能导致其情绪紧张的因素。

6. 加强皮肤护理，防止发生压疮。促进血液循环，保持皮肤及床单元的整洁、干燥。

（三）心理支持

1. 恰当应用沟通技巧与患者建立信任关系。医疗护理员应主动和患者沟通，了解患者的生活习惯、爱好等；耐心倾听患者的讲述，不评判，适当地提一点问题与患者互动；一起做让患者感到开心的事，如陪患者吃饭、聊天、拍照片、拍视频、下棋等，让患者感受到来自家人、朋友、志愿者等的关怀、理解和安慰。

2. 信息支持。帮助患者获得相关的信息和知识，包括疾病知识、社会新闻等，保持与社会的联系。

3. 鼓励家属多陪伴。家属探视时，给予患者和家属足够的空间，鼓励家属表达情感，陪伴患者并参与其生活护理，与患者共同回忆往日美好的瞬间。

4. 在专业人员的指导下提供非药物的心理干预，如精油按摩、冥想训练、音乐疗法等，缓解患者出现的不适症状和心理压力，尽量减少患者的痛苦。

5. 因听觉通常在最后消失，故照护中应注意语言亲切、温和、清晰，避免在患者床旁讨论其病情，以减少不良刺激。如患者视力减退，可配合触摸等非言语性交流，使其感到即使在生命的最后一刻仍不孤独。

临终关怀不仅关注患者的身体症状，而且关注他们的内心需求。它让患者和家人在生命的最后阶段得到全面的关怀和支持，帮助他们以更加平和、有尊严的方式面对生命的终点。临终关怀的意义在于让生命终点更加温暖，让患者和家人在这个特殊时期能够感受到关爱和陪伴。

小贴士

医疗护理员在患者临终阶段扮演着非常重要的角色，不仅在于为患者提供身心症状的缓解、疼痛管理、心理支持和临终关怀的综合性照护，还在于给予患者尊严和温暖，帮助他们在生命最后的阶段过得更加安详和舒适。

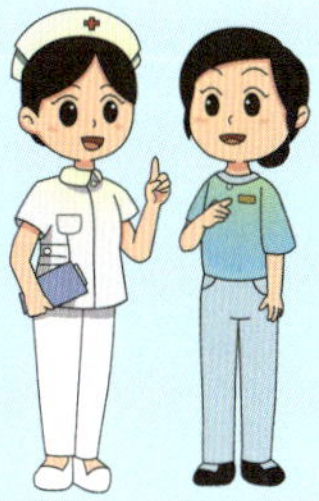

思考题

81 岁的桂奶奶，十天前因肺癌晚期入院，目前处于协议期，她头痛、精神不佳，时常唉声叹气、郁郁寡欢。医疗护理员应该怎么安慰桂奶奶？

（谢思莹）

参考文献

[1] 黄行芝，刘义兰，杨春．关怀护理学［M］．北京：人民军医出版社，2009.

[2] 理查德·格里格，菲利普·津巴多．心理学与生活［M］．王垒，王甦，等译．北京：人民邮电出版社，2003.

[3] 戴维·迈尔斯．社会心理学［M］．北京：人民邮电出版社，2016.

[4] 李彦章．失能老人心理安抚指南：家庭与社区手册［M］．重庆：西南大学出版社，2022.

[5] 彭聃龄．普通心理学：第4版［M］．北京：北京师范大学出版社，2012.

[6] 胡秀英，肖惠敏．老年护理学：第5版［M］．北京：人民卫生出版社，2022.

[7] 靳斓．医护礼仪与医患沟通技巧：第2版［M］．北京：中国经济出版社，2018.

[8] 李秋萍．护患沟通技巧：第3版［M］．北京：科学出版社，2018.

[9] 张雪梅，张虓．医养结合机构养老护理员培训教材［M］．北京：人民卫生出版社，2021.

[10] 吴欣娟，杨莘，程云．老年专科护理［M］．北京：人民卫生出版社，2019.

[11] 杨梓，霍春暖，张琳琪，等．医疗护理员［M］．北京：人民卫生出版社，2022.

[12] 马水学．养老护理员从入门到精通［M］．北京：化学工业出版社，2018.

[13] 潘绍山，张新庆，孙宏玉．人文护理学［M］．北京：人民卫生出版社，2023.

[14] 王燕，高静．老年护理学［M］．北京：中国中医药出版社，2016.

[15] 韩旭．失眠［M］．北京：人民卫生出版社，2017.

[16] 蔡建强．医学与人文的几点思考［J］．肝癌电子杂志，2019，6（1）：

37-39.
[17] 姜小鹰，曹枫林，林雁．开拓 前瞻 卓越：护理专业永续发展：台湾护理及护理教育的启示［J］．中华护理教育，2012，9（6）：281-283.
[18] 杜治政．以人为本：人的关怀与人的权利：关于医疗保健服务中如何实践以人为本［J］．医学与哲学，2003，24（12）：1-5，10.
[19] 岐晓峰，黄红莲．课程教学人文关怀的基本视角及实现路径：以毛泽东思想和中国特色社会主义理论体系概论为对象［J］．运城学院学报，2015，33（1）：86-89.
[20] 王羽．关怀伦理视角下养老服务高质量发展的逻辑与路径［J］．发展研究，2024，41（3）：36-42.
[21] 周蓉，赵娇娇，魏蓉婷，等．护理人文关怀发展现状研究［J］．现代职业教育，2020（17）：28-30.
[22] 侯素珍，崔淑芹，董玲．护理病人如何做好人文关怀［J］．内蒙古中医药，2012，31（20）：130.
[23] 杨君慧．浅论如何做好护理中的人文关怀［J］．饮食保健，2015（9）：161-162.
[24] 曾丹丹，农惠玲．养老机构入住老年人人文关怀感知的质性研究［J］．全科护理，2023，21（24）：3419-3422.
[25] 龚月香，杨烨．老龄化背景下医疗机构开展医疗护理员培训的实践与思考［J］．现代医学，2023，51（增刊1）：82-85.
[26] 袁珊．人文关怀理念在神经内科护理中的应用［J］．继续医学教育，2024，38（2）：181-184.
[27] 陆静珏，许文杰．老年慢性失眠慢病管理指南［J］．中西医结合研究，2023，15（5）：311-324.
[28] 中国睡眠研究会，张斌，艾思志，等．失眠数字疗法中国专家共识［J］．中国全科医学，2024，27（4）：381-390.
[29] 王勤懿．聚焦医学人文关怀理念：医务社工服务包的应用研究［D］．重庆：重庆工商大学，2022.